北京协和医院

新型冠状病毒感染医院防控手册

PUMCH Manual for Prevention and Control of COVID-19

赵玉沛 Zhao Yupei
张抒扬 Zhang Shuyang
主编

中国协和医科大学出版社

图书在版编目（CIP）数据

北京协和医院新型冠状病毒感染医院防控手册 / 赵玉沛，张抒扬主编 . —北京：中国协和医科大学出版社，2020.2
ISBN 978-7-5679-1503-9

Ⅰ．①北…　Ⅱ．①赵…　②张…　Ⅲ．①日冕形病毒—病毒病—肺炎—预防（卫生）—手册　Ⅳ．①R563.101-62

中国版本图书馆 CIP 数据核字（2020）第 020574 号

北京协和医院新型冠状病毒感染医院防控手册

主　　编：赵玉沛　张抒扬
总体策划：罗　鸿　蔡洁艳　左　谦
责任编辑：戴申倩　沈冰冰

出版发行　中国协和医科大学出版社
　　　　　（北京东单三条九号　邮编 100730　电话 65260431）
网　　址：www.pumcp.com
经　　销：新华书店总店北京发行所
印　　刷：北京雅昌艺术印刷有限公司

开　　本：889×1194　1/32
印　　张：3.75
字　　数：75 千字
版　　次：2020 年 2 月第 1 版
印　　次：2020 年 2 月第 1 次印刷
定　　价：35.00 元

ISBN 978-7-5679-1503-9

编 委 会

前　　言

2020 年注定会在中国医疗和公共卫生发展史上留下深深的印记。这一年年初，起自湖北、席卷全国的新型冠状病毒疫情撼动了神州大地，疫情防控已经成为全党、全国工作中的头等大事。而在这场旷日持久的攻坚战中，医疗机构无疑是救治战场的主力军。如何"科学、规范、有序、高效"地应对疫情，完善感染患者识别与救治流程，做好医务人员防护与调派部署，尽可能保障正常医疗秩序与常规患者救治，是每个医疗机构都在思考、摸索和实践的命题。

在疫情防控的征途上，北京协和医院快速应对，早期即制定了建设防控体系，细化工作流程的目标。充分发挥专家优势、多部门通力协作，2020 年 1 月下旬就在院内流通了《北京协和医院新型冠状病毒防控体系及标准操作流程（第一版）》，涉及医院感染、医疗、护理、转运、人员综合管理、宣传教育、后勤保障、物资管理、科研及法律支撑十大防控部分，为医院临床工作提供了切实可行、科学规范的指导和依据。随着抗击疫情工作的不断进展、国家指导文件的不断出台，结合工作中遇到的新问题，这个防控体系也在不断巩固更新和提升。

此手册是北京协和医院在总结 SARS 经验基础上提出的"新型冠状病毒防控体系加强版"，经过了实战的检验与考核，是全体协和人的智慧结晶。在此，我们将其委托中国协和医科大学出版社出版，供奋斗在抗击疫情工作中的兄弟医院与同行参考。因时间仓促，诸多不完善之处，恳请各位专家、同道、读者赐予宝贵意见。

借此，感谢北京协和医院全体员工、家属及在疫情防控工作中给予我们帮助与支持的各界人士，感谢你们的默默奉献与无私付出。

京城春已至，愿时疫早日消弭。

编写组

2020 年 2 月末

目　录

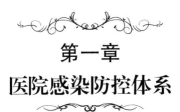

第一章
医院感染防控体系

一、概述

（一）病原学

新型冠状病毒（SARS-CoV-2）属于有包膜的 RNA 病毒，目前研究显示与蝙蝠 SARS 样冠状病毒同源性达 85% 以上。体外分离培养时，SARS-CoV-2 在 96 个小时（4 天）左右可在人呼吸道上皮细胞内发现。

对冠状病毒理化特性的认识多来自对 SARS-CoV 和 MERS-CoV 的研究，冠状病毒对紫外线和热敏感，56℃ 30 分钟、乙醚、75% 乙醇、含氯消毒剂、过氧乙酸和氯仿等脂溶剂均可有效灭活病毒，氯己定不能有效灭活病毒。

（二）流行病学史

1. 发病前 14 天内有武汉市及周边地区，或其他有病例报告社区的旅行史或居住史。

2. 发病前 14 天内有与新型冠状病毒感染者（核酸检测阳性者）有接触史。

3. 发病前 14 天内曾接触过来自武汉市及周边地区，或来自有病例报告社区的发热，或有呼吸道症状的患者。

4. 聚集性发病（14 天内在小范围内，如家庭、办公室、学

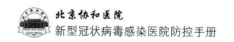
校班级等场所），出现 2 例及以上发热和/或呼吸道症状的病例。

（三）传播方式

经呼吸道飞沫和密切接触传播是主要传播途径。在相对封闭的环境中长时间暴露于高浓度气溶胶情况下存在经气溶胶传播的可能。同时应注意粪便及尿对环境污染造成的传播可能性。

（四）临床表现

1. 基于目前的流行病学调查，潜伏期 1~14 天，多为 3~7 天。

2. 以发热、乏力、干咳为主要表现。少数患者伴有鼻塞、流涕、咽痛和腹泻等症状。重症患者多在发病 1 周后出现呼吸困难和/或低氧血症，严重者快速进展为急性呼吸窘迫综合征、脓毒症休克、难以纠正的代谢性酸中毒和出凝血功能障碍。值得注意的是，重型、危重型患者病程中可为中低热，甚至无明显发热。

3. 轻型患者仅表现为低热、轻微乏力等，无肺炎表现。

4. 从目前收治的病例情况看，多数患者预后良好，少数患者病情危重。老年人和有慢性基础疾病者预后较差。儿童病例症状相对较轻。

（五）诊断标准

1. 疑似病例

结合下述流行病学史和临床表现综合分析：

（1）有流行病学史。

（2）临床表现：①发热和/或呼吸道症状；②具有新型冠状病毒肺炎影像学特征（早期呈现多发小斑片影及间质改变，以肺外带明显，进而发展为双肺多发磨玻璃影、浸润影，严重者可出现肺实变，胸腔积液少见）；③发病早期白细胞总数正常或降低，或淋巴细胞计数降低。

有流行病学史中的任何 1 条，且符合临床表现中任意 2 条。无明确流行病学史者，符合临床表现中的 3 条。

2. 确诊病例

疑似病例，具备以下病原学证据之一者：

（1）实时荧光 RT-PCR 检测新型冠状病毒核酸阳性。

（2）病毒基因测序，与已知的新型冠状病毒高度同源。

（六）密切接触者的判定

密切接触者指从疑似病例和确诊病例症状出现前 2 天开始，或无症状感染者标本采样前 2 天开始，未采取有效防护与其有近距离接触（1 米内）的人员。具体接触情形如下：

1. 共同居住、学习、工作或其他有密切接触的人员，如近距离工作或共用同一教室或在同一所房屋中生活。

2. 诊疗、护理、探视病例的医护人员、家属或其他有类似近距离接触的人员，如到密闭环境中探视患者或停留，同病室的其他患者及其陪护人员。

3. 乘坐同一交通工具并有近距离接触人员，包括在交通工具上照料护理人员、同行人员（家人、同事、朋友等）或经调查评估后发现有可能近距离接触病例和无症状感染者的其他乘客和乘务人员。不同交通工具密切接触判定方法见附件。

4. 现场调查人员调查后经评估认为其他符合密切接触者判定标准的人员。

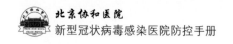
附件：

交通工具密切接触者判定指引

一、飞机

1. 一般情况下，民用航空器舱内病例座位的同排和前后各 3 排座位的全部旅客以及在上述区域内提供客舱服务的乘务人员作为密切接触者。其他同航班乘客作为一般接触者。

2. 乘坐未配备高效微粒过滤装置的民用航空器，舱内所有人员。

3. 其他已知与病例有密切接触的人员。

二、铁路旅客列车

1. 乘坐全封闭空调列车，病例所在硬座、硬卧车厢或软卧同包厢的全部乘客和乘务人员。

2. 乘坐非全封闭的普通列车，病例同间软卧包厢内，或同节硬座（硬卧）车厢内同格及前后邻格的旅客，以及为该区域服务的乘务人员。

3. 其他已知与病例有密切接触的人员。

三、汽车

1. 乘坐全密封空调客车时，与病例同乘一辆汽车的所有人员。

2. 乘坐通风的普通客车时，与病例同车前后各 3 排座位的乘客和驾乘人员。

3. 其他已知与病例有密切接触的人员。

四、轮船

与病例同一舱室内的全部人员和为该舱室提供服务的乘务人员。

注意：与病例接触期间，患者有高热、打喷嚏、干咳、呕吐等剧烈症状，不论时间长短，均应作为密切接触者。

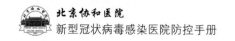
二、医院感染防控总要求

根据医院规范要求，院内各单元应充分发挥属地化管理的原则，保证医院感染零发生。

三、医院感染防控具体内容

（一）医务人员个人防护要求

1. 防控原则

（1）标准预防：指医疗机构所有患者和医务人员采取的一系列防护措施，要求医务人员必须知晓所有患者的体内物质均可能具有传染性，需要进行相应的隔离和防护。具体措施包括手卫生，根据预期可能发生的暴露风险选用防护服、口罩、手套、护目镜、防护面屏、安全注射装置、安全注射、被动免疫和主动免疫、环境清洁等。

（2）额外预防：在标准预防的基础上，结合医务人员操作中可能暴露的风险强度和情形，从安全需求的角度而提出的防护方法。包括基本防护、加强防护和严密防护。

1）基本防护：每位医务人员必须遵守的基本措施。防护对象：诊疗工作中所有医务人员（无论是否有传染病流行），配备医用口罩、工作服、工作鞋、工作帽。

2）加强防护：在基本防护的基础上，根据感染暴露的风险加强防护措施。防护对象：可能接触患者血液、体液或接触血液体液的物品或环境表面的医、药、护、技、工勤等人员；进入传染病区域、留观室、病区的医务人员（传染病流行期）；转运传染病患者的医务人员、实验室技术人员和其他辅助人员、工勤人员或司机等。配备医用手套、医用外科口罩、医用防护口罩、护目镜、防护面屏、防护服、隔离服、鞋套和靴套等。

3）严密防护：由于感染风险特别严重，在加强防护的基础上，额外增加更为严密的措施。防护对象：为甲类传染病、新发再发传染病或原因不明的传染病患者进行如气管切开、气管插管、吸痰等有创操作人员；为传染病患者进行尸检人员。配备加强防护的基础上，增加使用全面型防护器等有效防护用品。

2. 具体措施

（1）手卫生：严格按照医院规定的手卫生步骤（六步洗手法或七步洗手法）及手卫生时刻执行（如 WHO 推荐的"五个时刻"：接触患者前、进行无菌操作前、体液暴露后、接触患者后以及接触患者周围环境后）。需注意：若手部无明显污渍，可用速干手消毒剂；若手部有污渍，需用流动水和皂液洗手，脱手套后也要采取手卫生。

（2）防护用品使用指南（表1，表2）

1）医用外科口罩：预检分诊、发热门诊及全院诊疗区域应当使用，需正确佩戴。污染或潮湿时随时更换。

2）医用防护口罩：原则上在发热门诊、隔离留观病区（房）、隔离病区（房）和隔离重症监护病区（房）等区域，以及进行采集呼吸道标本、气管插管、气管切开、无创机械通气、吸痰等可能产生气溶胶的操作时使用。一般4小时更换，污染或潮湿时随时更换。其他区域和在其他区域的诊疗操作，原则上不使用。

表1　不同类型口罩的主要参数、适用环境及原则比较

项目		一次性使用医用口罩 YY/T0969-2013	医用外科口罩 YY0469-2011	医用防护口罩 1级	2级	3级	自吸过滤式防颗粒物呼吸器 无呼吸阀 KN90	KN95	KN100	有呼吸阀 KN90	KN95	KN100	美标防护口罩 N95	N99	N100
符合标准		YY/T0969-2013	YY0469-2011	GB19083-2010			GB2626-2006/2019						NIOSH		
过滤效率	细菌过滤效率（%）	≥95%	≥95%	-	-	-	-	-	-	-	-	-	-	-	-
	非油性颗粒物过滤（%）	-	≥30%	≥95%	≥99%	≥99.97%	≥90%	≥95%	≥99.97%	≥90%	≥95%	≥99.97%	≥95%	≥99%	≥99.97%
主要参数	防渗透功能（合成血液穿透）	-	有	有	有	有	-	-	-	-	-	-	-	-	-
	总泄漏率	-	-	<1%	<1%	<1%	<10%	<8%	<2%	在无呼吸阀的同级别要求上，泄露气流量≤30ml/min			进入中国市场的产品，包装上会标注对应国标，未进入中国市场的产品的一般标读说明书，一般标有"for surgical"或"fluid resistant"等防水字样的可作为医用防护口罩使用		
	吸气阻力（Δp）	≤49	≤49	≤343.2			≤170	≤210	≤250	≤210	≤250	≤300	-	-	-

续表

项　目	一次性使用医用口罩	医用外科口罩	医用防护口罩			自吸过滤式防颗粒物呼吸器 呼吸阀 无呼吸阀			自吸过滤式防颗粒物呼吸器 呼吸阀 有呼吸阀			美标防护口罩		
			1级	2级	3级	KN90	KN95	KN100	KN90	KN95	KN100	N95	N99	N100
适用环境及原则	办公室、图书馆、会议室、发热门诊至病案室等非患者聚集区域	预检、分诊、发热诊室及全院诊疗区域	发热门诊、或确诊新型冠状病毒肺炎患者的区域，以及进行采集呼吸道标本、气管插管、气管切开、无创机械通气、吸痰等可产生气溶胶操作时			诊疗区域不建议单独使用，应急状态下可代医用外科口罩替代医用防护口罩			因呼气阀是单向保护（吸气时关闭，呼气时打开），诊疗区域不建议单独使用，发热门诊患者不建议使用。应急状态，在无呼吸阀外加医用外科口罩替代医用防护口罩。紧缺时可外加医用外科口罩替代医用防护口罩。			参照对应国标类型		
	污染或潮湿时随时更换	污染或潮湿时随时更换	效能持续应用6~8小时，污染或潮湿时随时更换			污染或潮湿时随时更换			污染或潮湿时随时更换					

注：
1. 表格中"—"部分表示相关文件中未提及，即对该指标无明确要求。
2. 新型冠状病毒肺炎的传播途径主要为呼吸道飞沫传播等。
3. 医用外科口罩对新型冠状病毒飞沫及气溶胶消毒有良好的过滤效率及防渗透性。
4. 严格按照医用防护口罩适用环境及原则进行口罩的领用和正确佩戴。
5. 当医用防护口罩库存量告急时，可依次选择替代方案。
6. 物业保洁、保安进入须提高防护级别的区域时，按相关区域要求使用防护用品。

表2 不同类型粒子直径比较

类　型		直径（μm）
新型冠状病毒		0.060 ~ 0.140
飞沫		1 ~ 10
气溶胶		1 ~ 4
细菌过滤效率试验	金黄色葡萄球菌气溶胶	3.0±0.3
非油性颗粒物过滤	NaCl气溶胶	0.075±0.020

3）乳胶检查手套：在预检分诊、发热门诊、隔离留观病区（房）、隔离病区（房）和隔离重症监护病区（房）等区域使用，但需正确穿戴和脱摘，注意及时更换手套。禁止戴手套离开诊疗区域，戴手套不能取代手卫生。

4）护目镜：在隔离留观病区（房）、隔离病区（房）和隔离重症监护病区（房）等区域，以及采集呼吸道标本、气管插管、气管切开、无创机械通气、吸痰等可能出现血液、体液和分泌物等喷溅操作时使用。禁止戴护目镜离开上述区域。若护目镜可重复使用，应当消毒后再复用。其他区域和在其他区域的诊疗操作原则上不使用护目镜。

5）防护面罩/防护面屏：诊疗操作中可能发生血液、体液和分泌物等喷溅时使用。若需要重复使用，使用后应当消毒后方可再用；若为一次性使用，不得重复使用。护目镜和防护面罩/防护面屏不必要同时使用。禁止戴防护面罩/防护面屏离开诊疗区域。

6）隔离衣：预检分诊、发热门诊使用普通隔离衣，隔离留观病区（房）、隔离病区（房）和隔离重症监护病区（房）

使用防渗一次性隔离衣，其他科室或区域根据是否接触患者使用。一次性隔离衣不得重复使用。若使用可复用的隔离衣，使用后按规定消毒后方可再用。禁止穿隔离衣离开上述区域。

7）防护服：隔离留观病区（房）、隔离病区（房）和隔离重症监护病区（房）使用。防护服不得重复使用。禁止戴医用防护口罩和穿防护服离开上述区域。其他区域和在其他区域的诊疗操作原则上不使用防护服。

注意：其他人员如物业保洁人员、保安人员等需进入相关区域时，按相关区域防护要求使用防护用品，并正确穿戴和脱摘。

（二）隔离要求

1. 分区设置

（1）清洁区：指进行呼吸道传染病诊治的病区中不易受到患者血液、体液和病原微生物等物质污染及传染病患者不应进入的区域。包括医务人员的值班室、卫生间、男女更衣室、浴室以及储物间、配餐间等。

（2）潜在污染区：指进入呼吸道传染病诊治的病区中位于清洁区与污染区之间，有可能被患者血液、体液和病原微生物等物质污染的区域。包括医务人员的办公室、治疗室、护士站、患者用后的物品、医疗器械等的处理室、内走廊等。

（3）污染区：指进行呼吸道传染病诊治的病区中确诊和疑似患者接受诊疗的区域。包括被其血液、体液、分泌物、排泄物污染物品暂存和处理的场所，病室、处置室、污物间以及患者入院、出院处理室等。

2. 要求

分区明确，污染区物品及人员不得直接进入清洁区，清洁区人员不得不加防护的前提下进入污染区。

（三）消毒要求

基于病毒特性，选取合理的消毒剂、消毒方式及时间。新型冠状病毒对热敏感，56℃30 分钟，75% 乙醇、含氯消毒剂等均可有效灭活病毒，氯己定不能有效灭活病毒。

1. 空气消毒

普通门诊和病房，尽量做好通风换气，必要时进行空气消毒。接收新型冠状病毒肺炎疑似或确诊病例的发热门诊、隔离病区（房）等应做好终末空气消毒。方法：房屋经密闭后，使用 15% 过氧乙酸溶液，以 $7ml/m^3$（$1g/m^3$）的用量，放置瓷或玻璃器皿中加热蒸发，熏蒸 2 小时，然后开门窗通风；或以 2% 过氧乙酸溶液（$8ml/m^3$）气溶胶喷雾消毒，作用 60 分钟。有条件的情况下，可选择空气消毒机进行消毒。

2. 环境及物体表面消毒方法，具体见表 3。

表3　环境及物体表面消毒方法一览表

区 域		清洁范围	日常清洁消毒方法	频 次
低度感染危险区域	行政管理部门、图书馆、会议室、病案室等	各类物体表面	清水擦拭	1次/日
		地面		1次/日
		墙面/天花板		1次/季度
		通风口		1次/季度

区　域		清洁范围		日常清洁消毒方法	频　次
中度感染危险区域	普通住院病房、门诊部、功能检查室等	医疗设备表面		含醇消毒湿巾擦拭，或清洁后使用75%乙醇或0.5‰含氯消毒剂擦拭	每名患者使用后及1~2次/周
		低频接触卫生表面	地面	使用75%乙醇或0.5‰含氯消毒剂擦拭	2次/日
			墙面/天花板		1次/月
		高频接触卫生表面（手频繁接触的环境和物体表面）		含醇消毒湿巾擦拭，或清洁后，使用75%乙醇或0.5‰含氯消毒剂擦拭	2次/日
		床头、床栏、床头柜等			1次/日
		通风系统			1次/月
高度感染危险区域	急诊、手术室、产房、NICU、ICU、导管室、血液透析中心、消毒供应中心、普通实验室	医疗设备表面		含醇消毒湿巾擦拭，或清洁后，使用75%乙醇或0.5‰含氯消毒剂擦拭	每名患者使用后及1次/周
		低频接触卫生表面	地面	清洁后，使用75%乙醇或0.5‰含氯消毒剂擦拭	2次/日
			墙面/天花板		1次/周
		高频接触卫生表面（手频繁接触的环境和物体表面）		含醇消毒湿巾擦拭，或清洁后，使用75%乙醇或0.5‰含氯消毒剂擦拭	3次/日
		床头、床栏、床头柜等			3次/日
		通风系统	空气净化系统出、回风口	清洁后，使用75%乙醇或0.5‰含氯消毒剂擦拭	1次/周
			其他空调通风系统风口		1次/月

区　域		清洁范围		日常清洁消毒方法	频　次
极度感染危险区域	发热门诊、隔离病房、核酸检测实验室以及上述场所内的电梯、楼梯等	医疗设备表面		含醇消毒湿巾擦拭，或清洁后，使用75%乙醇或1‰含氯消毒剂擦拭	每名患者使用后及2次/周
		低频接触卫生表面	地面	清洁后，使用1‰含氯消毒剂擦拭	4次/日
			墙面/天花板		2次/周
		高频接触卫生表面（手频繁接触的环境和物体表面）		含醇消毒湿巾擦拭，或清洁后，使用75%乙醇或1‰含氯消毒剂擦拭	6次/日
		床头、床栏、床头柜等			6次/日
		通风系统	空气净化系统出、回风口		1次/周
			其他空调通风系统风口		2次/月

3. 物品消毒

一次性物品一次性使用。止血带、体温表、血压计、听诊器等固定给患者使用，用后75%乙醇或含氯消毒剂擦拭消毒或浸泡。

使用后的复用医疗器械均应在隔离病房或发热门急诊就地置于有效含氯消毒液（1000～2000mg/L）中浸泡30分钟，进行消毒预处理。消毒预处理后的器械物品用双层防渗漏收集袋进行密封，包外标注"新冠"标识，并标明科室名称，单独放入封闭回收箱，通知消毒供应中心并由其单独回收处理。

4. 样品运送箱

严格按照生物安全有关要求对样品进行包装和运送。需要时，运送箱的表面可用含氯消毒剂溶液擦拭或喷洒至表面湿润进行消毒，消毒作用 15 分钟。

5. 尸体

若疑似或确诊患者死亡，对尸体应当及时进行处理。处理方法为：用 5000mg/L 的含氯消毒剂棉球或纱布填塞患者口、鼻、耳、肛门等所有开放通道；用双层布单包裹尸体，装入双层尸体袋中，由专用车辆（联系殡仪馆）直接送至指定地点火化。患者住院期间使用的个人物品经消毒后方可随家属带回家。

（四）医疗废弃物处理要求

发热门诊、隔离病房、疑似或确诊患者产生的垃圾均按医疗垃圾处理，对此类"涉疫情医疗废物"要做到专人管理、及时收集、做好记录、分类存放、专车运输、定点处置，使用双层医疗废物包装袋进行包装，喷洒消毒剂后进行密封包装，装入一次性耐压硬质纸箱内并密封，密封后禁止打开，纸箱表面做好标识，如"新冠医废"。

其余医疗废物仍按照以往规范要求执行。

（五）加强疑似或确诊患者管理

1. 及时进行隔离，在整个隔离期间均需佩戴口罩，并按照指定规范路线由专人引导进入隔离区。

2. 原则上不允许家属探视，其活动限制在隔离病房内，减少患者的移动和转换病房。

3. 若确需离开隔离病房或隔离区域，应当采取相应措施如佩戴医用外科口罩，防止患者对其他患者和环境造成污染。

4.出院、转院时，应对病房及接触环境进行终末消毒。

（六）重点区域防护流程

1.发热门诊及隔离病房防护要求

（1）经过专门培训，掌握正确的防护技术，方可进入隔离病房工作。

（2）严格执行区域划分的流程，按程序做好个人防护，方可进入隔离病房，下班前应淋浴、更衣后，方可离开隔离病房。

（3）正确使用防护用品。

（4）离开隔离病房前应对个人佩戴的眼镜进行消毒。

（5）若防护服被患者血液、体液、污物污染，应及时更换。

（6）隔离区工作的医务人员应每日监测体温两次，若体温≥37.3℃或有咳嗽、腹泻等不适症状，及时就诊。

2.疑似或确诊患者手术时手术室防护要求

（1）医务人员应于术前做好评估，根据术中可能发生喷溅、呼吸道传播等风险，术间人员应采取三级防护。

（2）使用感染手术间时，手术中应注意保持手术间房门关闭，始终保持负压状态，尽量减少室内人员数量，室内用物由室外专人供应，内外人员和物品不能混淆。

（3）宜选用一次性使用诊疗器械、器具和物品。为防止环境和一般物体表面污染，也可采用一次性塑料薄膜覆盖诊疗器具或物品表面，手术结束后均按"新冠医废"处理。对

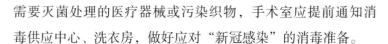

需要灭菌处理的医疗器械或污染织物，手术室应提前通知消毒供应中心、洗衣房，做好应对"新冠感染"的消毒准备。

（4）手术结束后，医务人员离开手术间时应脱去污染防护用品、手术衣和手套等，进行手消毒。环境和物体表面消毒应遵循"先清洁、后消毒"的原则进行终末消毒。感染手术间应在终末消毒、空气消毒、自净30分钟后再使用。

注意：环境表面指医疗机构内部的建筑装修表面，如墙面、地面、窗台、玻璃窗、门、卫生间台面、卫浴洁具、淋浴室隔断等；物体表面指用于患者诊疗和生活的设施、设备和家具表面。

（七）新型冠状病毒感染防控中，医务人员医学观察防护指导原则

1. 隔离原则

（1）发生密切接触、可疑暴露的医务人员，立即停止工作，根据医院安排进行在院集中隔离或居家隔离。

（2）隔离时间为最晚一次接触后14天，隔离医学观察人员应每天上午、下午测量体温，自觉发热时随时测量并记录。若出现发热、咳嗽、气促等急性呼吸道症状，及时上报。

2. 随访、照护医学观察者的工作人员防护原则

（1）访视居家或在院隔离医学观察人员时，若情况允许尽量电话或微信视频访视，尽量减少接触次数。

（2）实地访视、照护隔离医学观察人员时，应常规正确佩戴工作帽、医用外科口罩或医用防护口罩，穿工作服或一次性隔离衣。每班更换，污染、破损时随时更换。

（3）需要采集呼吸道标本时，加戴护目镜或防护面屏，医用外科口罩换为医用防护口罩，戴一次性乳胶手套。

（4）一般情况下与隔离医学观察人员接触时保持 1 米以上的距离。

（5）现场随访、照护及采样时尽量保持房间通风良好，被访视对象应当处于下风向。

（6）需要为隔离医学观察人员检查而密切接触时，可加戴一次性乳胶手套。检查完后脱手套进行手消毒，更换一次性隔离衣。

（7）接触隔离医学观察人员前后或离开其住所时，进行手卫生，用含醇速干手消毒剂揉搓双手至干。不要用手接触自己的皮肤、眼睛、口鼻等，必须接触时先进行手卫生。

（8）不重复使用医用外科口罩或医用防护口罩，口罩潮湿、污染时随时更换。

（9）若至居家隔离人员家中随访，产生的医疗废物随身带回单位按医疗废物处置。

3. 隔离医学观察人员感染防控原则

（1）隔离医学观察人员可以选择通风较好的房间隔离，多开窗通风；保持房门随时关闭，在打开与其他家庭成员或其他隔离人员相通的房门时先开窗通风。

（2）在隔离房间活动可以不戴口罩，离开隔离房间时先戴医用外科口罩。佩戴新医用外科口罩前后和处理用后的口罩后，应当及时洗手。

（3）必须离开隔离房间时，先戴好医用外科口罩，洗手或手消毒后再出门。不随意离开隔离房间。

（4）尽可能减少与其他人员接触，必须接触时保持 2 米距离为宜，尽量处于下风向。

（5）生活用品与其他人员分开，避免交叉感染。

（6）避免使用中央空调。

（7）保持充足的休息时间和充足的营养。最好限制在隔离房间进食、饮水。尽量不要共用卫生间，必须共用时须分时段，用后通风，并用乙醇等消毒剂消毒身体接触的物体表面。

（8）讲究咳嗽礼仪，咳嗽时用纸巾遮盖口鼻，不随地吐痰，用后纸巾及口罩丢入专门的带盖垃圾桶内。

（9）用过的物品及时清洁消毒。

（执笔：孙芳艳　审核：柴文昭　马小军

韩　扬　郭　勤）

参考资料

1. 新型冠状病毒肺炎诊疗方案（试行第六版）

2. 新型冠状病毒肺炎防控方案（第五版）

3. 北京协和医院医院感染管理与疾病预防控制工作制度汇编

4. 新冠肺炎疫情期间医务人员防护技术指南（试行）

5. 疫源地消毒总则（GB 19193—2015）

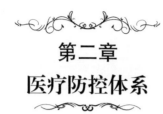

第二章
医疗防控体系

一、预检分诊

（一）门诊患者

1. 门诊预检分诊流程，见图1。

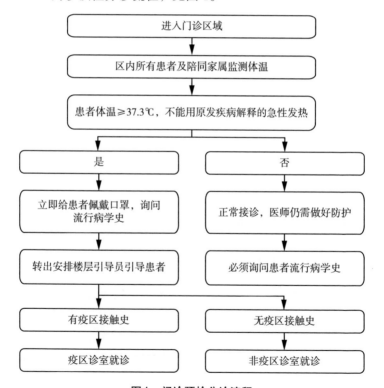

图1　门诊预检分诊流程

2. 注意事项

（1）增加预约门诊号源比例，严格控制诊间加号；严控门诊候诊区域，施行封闭管理。

（2）患者及家属进入医院必须佩戴口罩，在进入诊室前，需在二级候诊区等候，实行"等一候二"。

（3）门诊出诊严格执行"一人一诊一室"，接诊患者时详细询问患者是否有发热及流行病学史。

（二）急诊患者

急诊患者预检分诊流程，见图2。

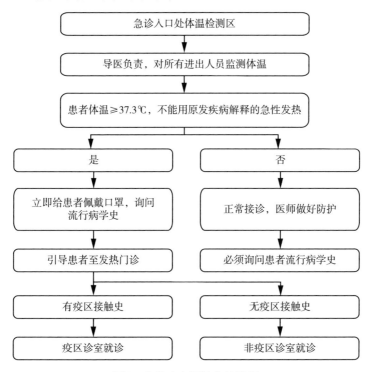

图2　急诊患者预检分诊流程

（三）病房患者

1. 住院患者预检分诊流程，见图 3。

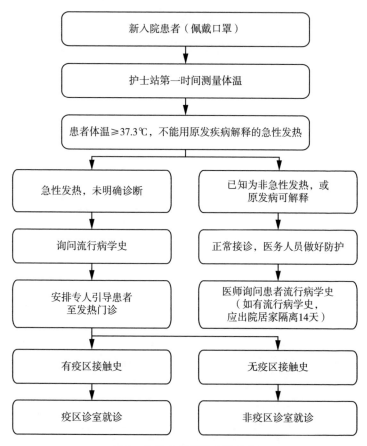

图3 住院患者预检分诊流程

2. 注意事项

收治患者标准、病房管理要求详见医疗防控体系"七、疫情期间病房管理"。

二、发热患者筛查

（一）筛查范围

具有流行病学史的发热患者，或为 72 小时以内的急性发热，且未证实其他病因的患者。

（二）筛查流程

1. 门诊、急诊患者的筛查流程，见图 4。

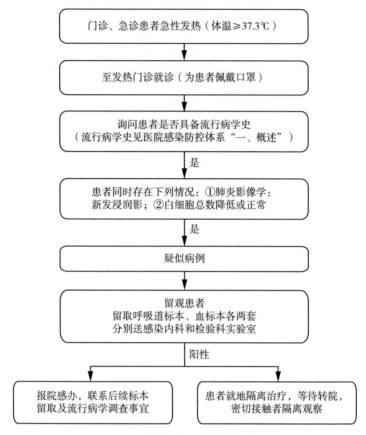

图4　门诊、急诊患者的筛查流程

2. 病房患者的筛查流程，见图5。

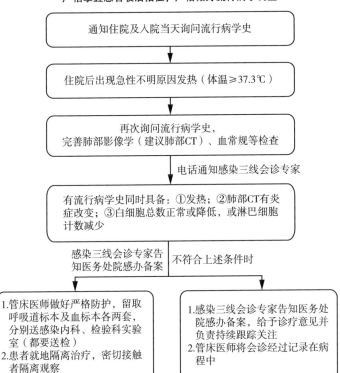

严格掌握患者收治指征，严格做好流行病学调查

通知住院及入院当天询问流行病学史

住院后出现急性不明原因发热（体温≥37.3℃）

再次询问流行病学史，
完善肺部影像学（建议肺部CT）、血常规等检查

电话通知感染三线会诊专家

有流行病学史同时具备：①发热；②肺部CT有炎症改变；③白细胞总数正常或降低，或淋巴细胞计数减少

感染三线会诊专家告知医务处院感办备案

不符合上述条件时

1. 管床医师做好严格防护，留取呼吸道标本及血标本各两套，分别送感染内科、检验科实验室（都要送检）
2. 患者就地隔离治疗，密切接触者隔离观察

1. 感染三线会诊专家告知医务处院感办备案，给予诊疗意见并负责持续跟踪关注
2. 管床医师将会诊经过记录在病程中

图5　病房患者的筛查流程

注：呼吸道标本：痰、鼻咽拭子、气道吸取物、支气管肺泡灌洗液；血标本：1个2ml紫头管，1个2ml红头管。提醒：标本容器盖拧紧，置于生物安全密封袋中，标本转运盒中转运

3. 职业暴露的医务工作人员的筛查流程，见图6。

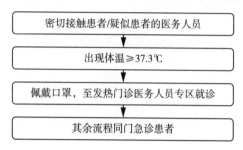

图6　职业暴露的医务工作人员的筛查流程

4. 疫情期间具有急诊手术、操作指征患者的筛查流程，见图7。

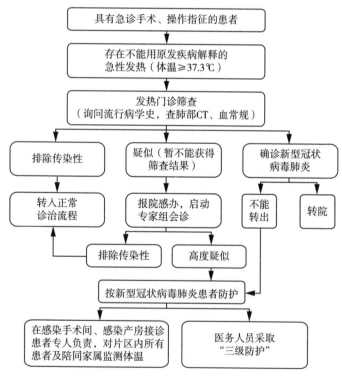

图7　疫情期间具有急诊手术、操作指征患者的筛查流程

三、疑似患者隔离留观

(一)疑似患者留观标准

参考国家卫生健康委《新型冠状病毒肺炎诊疗方案(试行第六版)》,符合以下3条:

1. 流行病学史:①发病前14天内有武汉市及周边地区,或其他有病例报告社区的旅行史或居住史;②发病前14天内有与新型冠状病毒感染者(核酸检测阳性者)接触史;③发病前14天内曾接触过来自武汉市及周边地区,或来自有病例报告社区的发热或有呼吸道症状的患者;④聚集性发病。

2. 临床表现:①发热和/或呼吸道症状;②具有肺炎影像学特征;③发病早期白细胞总数正常或降低,或淋巴细胞计数降低。

3. 已送检痰液、咽拭子或下呼吸道分泌物等标本进行核酸检测。

（二）疑似患者观察流程，见图8。

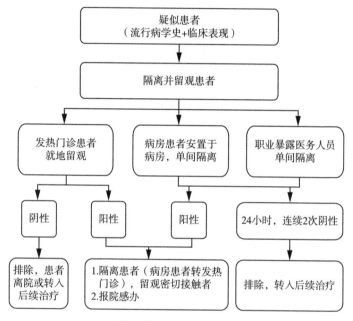

图8　疑似患者观察流程

（三）特殊注意事项

1. 病房出现疑似患者后，同病房患者、家属应就地隔离观察，密切接触患者的医护人员应立即隔离观察。如疑似患者排除，则解除隔离；如确诊，上述密切接触者隔离观察14天。

2. 对于急性发热（72小时内体温≥37.3℃）且肺部影像学正常者，若外周血淋巴细胞绝对值<0.8×10⁹/L，或出现CD4⁺及CD8⁺T细胞计数明显下降者，即使核酸检测未呈现阳性，均应居家隔离密切观察。

3. 发热门诊留观室床位不足时，由医务处、急诊科负责协调处置。

四、确诊患者诊治

（一）患者隔离方案

原则：所有患者一经确诊，需立即转往北京市指定医院救治。在患者转院前，于院内隔离治疗。分级预案如下：

1. 发热门诊患者

三类响应预案：出现确诊患者，且确诊患者数≤发热门诊留观床位数时，启动三类响应预案。所有确诊患者在发热门诊区域内隔离治疗，等待转院。

二类响应预案：确诊患者数＞发热门诊留观床位数时，启动二类响应预案。酌情关闭急诊抢救室等区域，开辟第二留观区，隔离留观确诊患者。

一类响应预案：确诊患者数持续增加，超过第二留观区，启动一类响应预案。关闭急诊输液区、综合病房、急诊重症监护室等区域，开辟第三留观区，隔离留观确诊患者。

2. 病房患者

三类响应预案：出现疑似患者，启动三类响应预案。由病房主管医师确认后，请感染三线会诊专家会诊，指导下一步筛查诊疗工作。

二类响应预案：出现确诊患者，启动二类响应预案。立即启动患者转院流程，病房所有患者及医务人员就地隔离观察，不再收治新患者（若14天无新发病例，则解除隔离）。

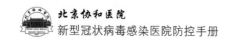
一类响应预案：确诊患者大量出现，急诊区域已饱和且无法转院，启动一类响应预案。开放备用病房，收治患者。

（二）患者治疗原则

详见国家卫生健康委《新型冠状病毒肺炎诊疗方案（试行第六版)》《北京协和医院关于新型冠状病毒感染的肺炎诊疗建议方案》。

五、报告流程及管理要求

（一）报告管理

新型冠状病毒感染的肺炎纳入《中华人民共和国传染病防治法》规定的乙类传染病，并采取甲类传染病的预防、控制措施，按要求需于疑似诊断后 2 小时内上报。

为便于开展隔离工作，在上报时必须详细、准确地填写现住址、联系电话、工作单位等个人信息。

（二）报告流程

"新型冠状病毒肺炎"在 HIS 系统中进行传染病报卡，与其他法定传染病报告方式一致。

六、解除隔离和出院标准

（一）体温恢复正常 3 天以上。

（二）呼吸道症状明显好转。

（三）肺部影像学显示急性渗出性病变明显改善。

（四）连续两次呼吸道标本核酸检测阴性（采样时间间隔至少 1 天）。

满足以上条件者，可解除隔离出院，或根据病情转至相应科室治疗其他疾病。

七、疫情期间病房管理

（一）收治患者标准

1. 基本原则：严格掌握患者筛查指征，避免在相关诊断不明的情况下将患者收入院。

2. 新收入院的患者，应无下列任何一项情况：

1）14 天内急性、不明原因发热。

2）14 天内急性发热患者接触史。

3）14 天内疫区旅行史（湖北）。

4）14 天内的可疑暴露史。

5）14 天内哺乳动物、禽类等接触史，尤其是野生动物接触史。

3. 若患者存在上述任何一项情况，则需暂居家隔离 14 天，无特殊情况方可收入院。

4. 若患者存在不明原因发热或不能排除传染性可能，应将患者转至发热门诊进行相应筛查。

（二）春节后患者收入院流程

1. 依据新型冠状病毒筛查相关规定，由科室主任、党支

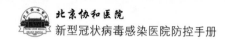

部书记和护士长共同决定患者收治。

2.疫情期间急诊抢救室/留观患者收入病房流程,见图9。

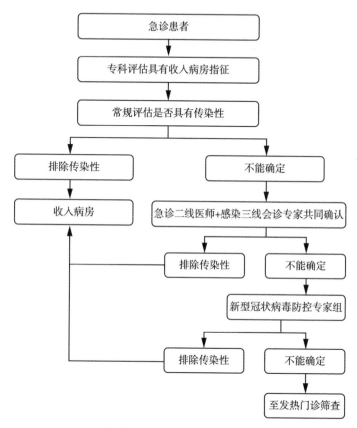

图9 急诊抢救室/留观患者收入病房流程

(三)病房管理要求

1.进入病房的患者和家属要复核流行病学史记录,并测量体温。若有异常拒绝进入病房。

2.原则上不探视,必须探视时固定人员,限制每次1人。

3. 病房内出现不能用原发疾病解释的突然发热（标准由病房主治医师判断），必须提请感染三线会诊专家会诊。

4. 感染三线会诊专家会诊要求：给出明确意见，必须追踪回访至患者得到妥善处理（确诊转出或明确排除），如有必要感染三线会诊专家可提请专家组会诊。

5. 一旦确定为新型冠状病毒感染，立刻启动转院流程，所有密切接触人员隔离观察。

6. 在疫情未终止前，各病区坚持执行急性不明原因发热病例"零报告"制度，每日按要求时间节点将上述患者信息上报院感办。

（四）床位管理方案

1. 疫情期间，各病房在开放床位时应综合评估医护人员到岗数量、预备抽调人力赴抗击新型冠状病毒一线等情况开展医疗工作。

2. 手术科室请综合评估血液储备等情况开展手术。

3. 及时收治急诊滞留的本专业非感染患者，疏解急诊压力。

4. 疫情期间，要求各病区至少留出 1～2 个房间应急使用（收治急症患者和必要的隔离观察）。

（五）患者失联应急处理流程

若有疑似患者、确诊患者私自离院或失联，立即报告保卫处、医务处。保卫处积极寻找，医务处上报上级主管部门，必要时启动强制措施。

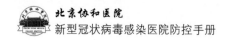

八、信息报告管理

疫情期间，医务处负责相关信息汇总、分析和上报工作。包括：

1. 人员信息：在不同岗位上医、护、技等人员的数量，轮休时间及后续备班情况，医务人员有无流行病学史、急性发热史等。

2. 医疗救治信息：发热就诊人数、疑似患者人数、确诊患者人数、相关检查结果统计等。

3. 核心物资库存量、消耗量、补充量等。

上述信息请相关科、处室按要求时间节点上报至医务处，医务处经院领导审批后报上级主管部门。

（执笔：柴文昭　周　炯　张国杰　胡冰水

朱华栋　韩　扬　杨启文）

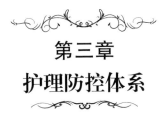

第三章
护理防控体系

一、护理组织管理

（一）护理管理架构

护理部在三级管理的基础上，成立专项小组，包括：包括人员培训组、人力调配组、质量管理组、物资保障组、信息管理组（图10）。由护理部主任总体负责，按照"属地管理、分级负责"原则，严格落实医院相关规定，做到专人专项管理。根据疫情防控需要，进一步明确各部门、各级人员的职责。

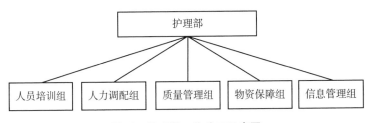

图10　护理部工作分工示意图

（二）工作职责

1. 护理部职责

（1）全面负责医院新型冠状病毒肺炎防控的护理工作。

（2）根据新型冠状病毒肺炎特点，制订培训内容，组织护理人员进行相关培训。

（3）制订新型冠状病毒感染防控措施和实施方案。

（4）指导临床护理及医辅人员各项防控措施的落实，发现问题并督导整改。

（5）加强护理人力应急管理，启动并扩充应急梯队，建立专业骨干人员库。

（6）在医院总体部署下，统筹管理全院护理单元应急防护物资。

（7）收集和传递各级疫情防控信息，确保信息上传下达。

2. 临床科室职责

（1）落实属地化管理责任。疫情防控期间，做好科室的人员、环境、物资等管理工作。

（2）依据医院相关规章制度，严格落实消毒隔离与防护制度。

（3）及时准确地掌握防护用品的使用情况，计划请领，保障供给。

（4）组织本科室护理人员学习消毒隔离与防控知识。

（5）严格患者和家属管理，做好医院感染监测，落实上报制度。

（6）根据科室收治患者情况，弹性排班。

（7）及时了解护理人员心理状态，采取有效心理疏导。

（8）服从医院紧急情况下对科室护理人员的工作调动和安排。

3. 临床护理人员职责

（1）严格落实消毒隔离制度和职业防护措施，做好个人防护。

（2）参加新型冠状病毒肺炎防控知识的培训。

（3）掌握新型冠状病毒肺炎常见症状，若发现确诊或疑似患者，按照有关规定及时上报。

（4）掌握新型冠状病毒肺炎患者护理技能。

（5）积极响应医院在紧急情况下的工作调动和安排。

4. 防控监督岗职责（图11）

（1）防控监督岗由护士长、教学老师和科室感控员担任。

（2）全面落实本科室新型冠状病毒肺炎的防控工作。

（3）对医护、医辅人员、患者及家属开展基本防护知识的培训。

（4）监督各类人员体温监测，每日上报发热病例。

（5）按照每日督查清单进行核查，发现问题及时改进。

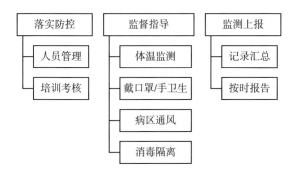

图11　防控监督岗工作要点

5. 门卫岗职责

（1）由经过培训的护士或医辅人员担任。

（2）负责进出人员测量体温，严格入口筛查，体温≥37.3℃者严禁进入病房。

（3）询问新入院患者及家属的流行病学史，如有异常及时报告。

（4）严格做好科室出入人员的防控管理。

（三）应急梯队人员管理

1. 根据疫情需求组建应急梯队。

2. 按工作年资、专科业务水平、身心健康状况等制定准入标准。

3. 每级梯队包含不同层级护士，设置护士长、监督员。

4. 每级梯队由多学科专科骨干组成。

5. 设专人负责培训，考核合格后上岗。

6. 全面了解一线人员身心健康，有特殊情况及时上报，如体温≥37.3℃、身体不适等，必要时按要求采取隔离措施。

7. 梯队成员应保持手机 24 小时畅通，接到命令按时到达指定位置，听从统一工作安排。

8. 根据需求，合理调整梯队成员，保证各项工作有序进行。

（四）护理质量管理（图12）

结合疫情防护的要求，护理部做到全人员、全覆盖、全流程的质量督导检查，包括病室人员、物资、环境、流程、预案等多项内容，常规检查与专项检查相结合，督查方法包括现场查看、提问和操作考核等。

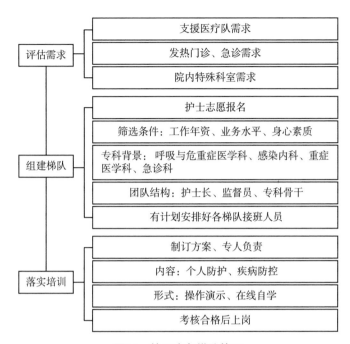

图12 护理应急梯队管理

1.督查组织实施

（1）全人员：包括医师、护士、护理员、保洁、保安、配膳员、患者、家属。

（2）全覆盖：包括病房工作区域与生活区域的全覆盖。

（3）全流程：

1）进入科室的人员进行体温监测、登记。

2）各项消毒隔离措施落实。

3）佩戴口罩或洗手的正确性。

4）患者及家属管理。

5）学习培训记录。

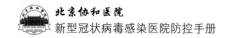

6）人力安排，如排班管理。

7）物资请领及使用管理。

8）生活区环境与防护预案，如错峰就餐、休息、淋浴等。

（4）督查要求

每日有督查病房计划，确保每周 7 天 24 小时无间断督查，发现问题要在 24 小时内进行复核。重点科室对口检查，如血液透析室、产科等。针对疫情新设置的岗位（门卫岗、监督岗）和新型冠状病毒肺炎患者标本筛查送检流程等进行专项督导检查。

（五）防护物资管理

1. 防护物资库存统计和需求评估

（1）统计各科室现有防护物资类型、数量与标准，登记在册、形成护理单元二级物资管理库，报备医院器材处统筹管理。

（2）评估各科室疫情救治任务，制订防护物资需求计划。

2. 防护物资应急管理

（1）严格管理：防护物资分类专人管理、动态监测。保证防护物资合理、合规使用，确保既不会防护不足，也不会过度防护。

（2）综合调配：护理部与医院物资小组及器材处密切配合，优先保证国家援鄂医疗队和院内重点科室物资需求。

（3）合理配发：根据科室性质、收治/接诊患者人数、实际在岗工作人员数、科室防护等级核发防护物资，分发到人，签收登记。

（4）严格督查：科室每日清点各类防护物资，护理部定期抽查科室物资请领和使用情况。

（六）护理信息管理

疫情防控期间，加强信息管理，保持护理信息传达准确，各级各类人员沟通渠道通畅。

1. 采用信息手段，如院内 OA、远程会议、手机等，进行相关文件制度上传下达，安排部署工作。

2. 建立全院护理骨干信息库，便于不同人员紧急调配使用。

3. 对外包人员实施防疫相关个人信息档案管理，实时更新，定期追踪评估。

4. 建立院内监测报告表，各科室每日报告发热患者病情变化和医务人员及其家属的发热情况。

5. 针对疫情不信谣、不传谣，保证患者信息和院内工作相关内容不泄露。

二、普通病房护理管理制度

（一）疫情防控期间，原则上不允许休假。返岗工作人员如有往返疫区或疫情接触史或已有相关症状，先筛查排除后上岗。隔离要求遵照当地政策执行。

（二）针对医护人员、各类医辅人员、患者及其家属进行宣传教育和培训工作，做到人人知晓，提升防范意识。

（三）所有进入科室人员均需进行体温监测并记录，体温≥37.3℃者不得进入病区。对新入院患者及家属询问流行病学史（发热史、接触史、疫区史），有问题者不得进入科室。

（四）发现有发热人员应高度警惕，按医院要求逐级上报，每日"零报告"，各科室有突发情况及时上报。

（五）每位工作人员及患者、家属均需正确佩戴口罩，执行手卫生要求。

（六）科室定时通风，保持环境清洁，做好地面及物体表面的擦拭消毒。

（七）严格探视及家属管理，如确需陪住，每位患者限1人固定陪护，疫情期间取消探视。

（八）各科室备好口罩、手消毒液、护目镜等防护物资，确保急救设备处于备用状态。

三、发热门诊及隔离病房护理管理制度

（一）工作人员严格执行个人防护，按要求穿戴防护用品后方可进入病区。出污染区时，按要求脱摘防护用品后方可进入清洁区。

（二）疑似患者与确诊患者分室收治，重型患者与一般患者分室收治，重型患者应收治在具备抢救条件的病室或重症监护病房。

（三）不设陪护、谢绝探视。患者家属送来的物品由专人负责传递，并做好交接。设电话专线，由专人负责解答家属询问电话。

（四）病区定时开窗通风，并定期空气消毒。做好地面及物体表面的擦拭消毒。

（五）患者不得随意离开所住病室及相互走访，平时保持房间门为关闭状态。

（六）认真做好传染病登记，详实记录患者相关信息，并每日上报。

（七）工作人员应加强工作的计划性，尽可能集中治疗护理工作，以减少不必要防护用品的穿脱及过多消耗体力。

（八）密切接触患者的工作人员集中住宿管理，并进行流行病学观察，定时测体温，出现异常及时隔离就诊。

四、新型冠状病毒肺炎轻型、普通型患者的护理

（一）监测患者生命体征、血氧饱和度的变化，观察咳嗽、咳痰等症状，随时做好护理记录。

（二）协助患者进食高热量、清淡易消化饮食，多饮水，保证热量，维持水电解质平衡。

（三）遵医嘱完成各项检查，如血常规、尿常规、肝肾功能、凝血功能、C反应蛋白、胸部CT等。

（四）低氧血症患者，遵医嘱给予吸氧。

（五）严格"三查七对"，遵医嘱正确给药。

（六）给予患者及家属健康宣教，减少心理焦虑及恐慌。

（七）做好患者交接班，包括一般状况、治疗护理工作完成情况、重点注意事项等。

五、新型冠状病毒肺炎重型患者的护理

（一）严密观察患者的病情变化，包括呼吸、循环、消化、神经系统等，做好监测记录。

（二）高热患者首先给予物理降温，如冰袋、酒精擦浴、温水擦浴、冷敷等；必要时遵医嘱给予药物降温，并观察降温效果。

（三）对于呼吸困难患者，根据其缺氧程度，遵医嘱给予氧气治疗，必要时采取无创或有创机械通气。

（四）使用机械通气的患者，密切监测呼吸机参数及患者血氧饱和度，保持气道通畅，预防并发症的发生。

（五）应用中心静脉压监测、体外膜肺氧合（ECMO）、俯卧位通气、床旁血液净化等技术，配合医师做好患者监护和救治。

（六）遵医嘱正确应用镇静药、镇痛药和血管活性药等药物，密切观察用药效果和不良反应。

（七）严格遵守无菌原则，预防呼吸机相关性肺炎及导管相关性血流感染。

（八）做好患者基础护理，防止压力性损伤和下肢深静脉血栓形成的发生。

（九）关注患者心理及情绪变化，为患者提供心理支持。

（执笔：吴欣娟　郭　娜　霍晓鹏
焦　静　赵艳伟　薄海欣）

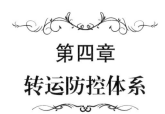

第四章
转运防控体系

一、确诊新型冠状病毒肺炎患者转运

（一）现阶段

一级响应（定点医院可接收确诊患者）

1. 院外转运

院内实验室核酸检测结果（+）→提供病历摘要及影像学资料，院内专家会诊→病历摘要传至东城区卫生健康委→东城区卫生健康委启动患者转运流程→院内填写转诊单（北京市统一模板）传真至 120 医疗体系，启动转诊。

转出注意事项：轻型患者戴 N95 口罩，相对独立通道护送，直至安置于 120 救护车。重症患者转运途中使用储氧面罩 15L/min 以上流量给氧，保证储氧气囊充气满意，直至安置于 120 救护车。

2. 院内转运

住院患者发现确诊病例（确诊前就地单间隔离）→发热门诊留观区→启动院外转运流程。

（二）第二阶段

二级响应（定点医院患者数饱和，转出等候时间长甚至

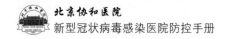

无法转出时）

1. 急诊启动备用隔离病房。

2. 住院患者均转至备用隔离病房。

二、本院员工密切接触、疑似患者及确诊患者转运

（一）医学观察期：发热门诊及隔离病房一线工作人员日常倒班，须在指定地点休息。

（二）隔离观察期：发热门诊及隔离病房一线工作人员连续工作一段时间后，需在指定地点隔离观察 1 周后居家隔离 1 周。

（三）隔离诊疗期：转至隔离病房。

三、标本转运

（一）有气动传输系统区域，直接气动传输至指定地点。检查确保标本主容器已密封好，放入双层密封袋内密封后，放置于专用特殊标识气动物流筒。

（二）无气动传输系统区域，联系外勤送至指定地点。

附件：

表4　新型冠状病毒核酸检测标准操作流程

一、开具申请

（一）在HIS医嘱录入界面开具"新型冠状病毒核酸检测"医嘱。

（二）注意：非发热门诊患者开此医嘱，须经感染三线会诊专家会诊同意。在开医嘱界面上会弹出提示框，确认经感染三线会诊专家会诊后方可开具医嘱。

（三）建议：同时开具医嘱"快速甲乙流/RSV病毒核酸检测（Xpert）"，以增加鉴别诊断能力。

二、获知结果

实验室检出阴性结果时直接在LIS中输入结果并审核。医师可以直接看到结果但患者终端不能查看不能打印。医师在HIS端直接查阅患者结果，当符合必须平行检测情形时临床医师须待两个结果出全并一致后才可告知患者。

实验室检出阳性结果或不确定结果时可录入结果但暂不审核，须第一时间告知医务处院感办，经院感办复核后方可审核并向临床发放报告。医师可以直接看到结果但患者终端不能查看不能打印。

三、标本留取注意事项

（一）标本采集时机

1. 首诊采集呼吸道样本：当临床判断前来就诊患者需要进行新型冠状病毒核酸筛查时，应尽早采集样本。轻型患者优先采集痰液或咽拭子，重型患者在条件允许的情况下优先采集呼吸道抽取物等各种下呼吸道标本送检。

2. 对于在急诊留观、各病房、各重症监护病房等院内住院患者，若需要排查新型冠状病毒感染，有条件的情况下，首选采集支气管肺泡灌洗液等下呼吸道标本，其次是深咳痰液，再次是咽拭子标本。如有下呼吸道标本可不重复送检咽拭子。

3. 住院或留观患者，若首次检测核酸阴性，但临床认为仍有疑似感染的可能，可以重复采样送检，一般间隔至少1天后重复采样或连续3天采样送检。

4. 核酸检测标本类型选择：优先选择下呼吸道标本，次选为上呼吸道咽拭子标本，最后为抗凝血标本。

（二）标本采集标准操作

1. 采样人员要求：采用至少个人二级及以上防护，必须佩戴头面部防护和呼吸道防护用品。

续表

2. 咽拭子采集：用无菌聚丙烯纤维头的塑料杆拭子擦拭双侧咽、扁桃体及咽后壁，将拭子头浸入含 3ml 采样液的病毒采样保存管中，折断拭子尾部塑料杆并弃去，旋紧管盖。

3. 痰液采集：要求患者用无菌生理盐水漱口后，留取深咳痰液至含有 3ml 病毒保存液的无菌痰盒或 50ml 螺口塑料管中并拧紧。注意：若患者无痰，仅留取唾液无检测价值。

4. 呼吸道抽取物：用与负压泵相连的收集器从鼻咽部抽取黏液或从气管抽取呼吸道分泌物。将收集器头部插入鼻腔或气管，接通负压，旋转收集器头部并缓慢退出，收集抽取的黏液，并用 3ml 采样液冲洗收集器 1 次（亦可用小儿导尿管接在 50ml 注射器上替代收集器）。

5. EDTA 抗凝血标本：建议真空采血穿刺方式抽取静脉血 2ml。

（三）标本储存条件

1. 标本采集后，应尽快送往检测实验室开展核酸检测，室温（20～25℃）下送检。

2. 采集后的样本因故无法立刻送检，若能确定在 24 小时内可送检，可以暂存于 4℃ 环境；若 24 小时内无法检测，样本应优先置于-70℃ 以下条件冻存，次之置于-20℃ 环境冻存。

3. 标本避免反复冻融。

四、标本转运

标本由医护人员采集后容器盖需确认盖紧，装入标有"生物危险"标志的生物安全袋中，密封，再套一层外袋，确认没有溢洒方可转运。标本放置于标本转运箱中，与标本运送人员交接。

疫情期间新型冠状病毒筛查标本送检地点说明：

1. 呼吸道拭子或其他下呼吸道样本：

（1）新型冠状病毒核酸筛查（需同时采集 2 份样本送检）。

1）新型冠状病毒核酸筛查样本 1：检验科。

2）新型冠状病毒核酸筛查样本 2：感染内科实验室。

（2）若同时开具鼻咽拭子"快速甲乙流/RSV 病毒核酸检测（Xpert）"项目：检验科。

2. 全血细胞计数、C 反应蛋白、粪便常规、急诊生化：检验科。

3. 通过气动物流送检标本，必须在样本容器外套两层生物安全标识密封袋。拧紧样本容器，严格密封塑料袋，避免气动过程中标本溢洒、泄露。呼吸道标本不要和血标本封在一个袋子里。

（执笔：孙芳艳　杨启文　韩　扬）

参考资料

1. 关于开展新型冠状病毒肺炎病例检测诊断试点工作的通知
2. 新型冠状病毒实验室生物安全指南（第二版）
3. 新型冠状病毒肺炎诊疗方案（试行第六版）

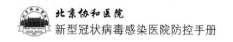

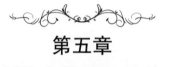

第五章
人员综合管理防控体系

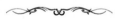

新型冠状病毒（SARS-CoV-2）所致的肺部感染为法定乙类传染病，按照甲类传染病管理。在疫情流行期间，为确保患者就医安全和医务人员"零感染"，院区诊疗工作依照"科学、规范、有序、高效"的原则统筹安排，人员管控遵循属地化原则，实行分类管理，严格准入，全程监测。

制订新型冠状病毒肺炎人员综合管控预案。

一、人员管控分类

（一）特殊区域（重点区域）工作人员，包括发热门诊、留观病房、隔离病房等污染区域，以及急诊、ICU、MICU 等半污染区的医务工作人员和其他人员。

（二）一般区域（非重点区域）工作人员，包括暂无新发现新型冠状病毒感染患者的病房、门诊区域的医务工作人员以及其他人员。

二、特殊区域（重点区域）医务人员准入标准

（一）一线医护人员

1. 禁入情况包括：包括孕妇、年龄＞55 岁、慢性疾病史

（慢性肝炎、慢性肾炎、糖尿病、自身免疫病及肿瘤）、合并急性发热者。

2.应当进行新型冠状病毒知识培训和防护培训。

（二）病原核酸检测工作人员

1.禁入情况包括：带病状态时、孕期、哺乳期。

2.资质要求：专业技术人员，有熟练的实验操作经验，能严格执行实验操作流程；获得基因扩增检测上岗证书；通过生物安全培训并合格；通过本次新型冠状病毒核酸检测的专项培训。

3.应当进行新型冠状病毒知识培训和防护培训。

（三）其他专业技术人员

1.禁入情况包括：带病状态时、孕期、哺乳期。

2.资质要求：根据本行业要求执行。

3.应当进行新型冠状病毒知识培训和防护培训。

三、人员培训

（一）培训范围

1.全员培训。普遍适用的新型冠状病毒知识培训和防护培训。

2.重点培训。依据岗位职责确定不同的培训内容。对特殊区域（重点区域）的人员重点培训，使其熟练掌握新型冠状病毒感染的防控知识、方法与技能，做到早发现、早报告、

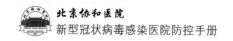

早隔离、早诊断、早治疗、早控制。

（二）培训内容

1. 医疗机构内新型冠状病毒感染预防与控制技术指南（国家卫生健康委医政医管局）。

2. 医务人员穿脱防护用品培训。

3. 国家卫生健康委《新型冠状病毒肺炎诊疗方案》（最新版）（仅上岗医师需要）。

4. 《北京协和医院关于新型冠状病毒肺炎诊疗建议方案》（仅上岗医师需要）。

（三）培训及考核方式

1. 现场集中讲授与带教结合培训。可安排适当的感染控制场景讨论和课堂讲授，以及带教实践培训。

2. 网络视频培训。以网络视频教学为主，结合网络答题进行考核。

3. 督导下演练。在培训老师或督导老师监督下实践，循环多次培训。

（四）培训要求

1. 特殊区域（重点区域）工作人员

（1）本区域内所有工作人员线上学习穿脱防护用品标准流程的录像视频。

（2）上岗前，由院内培训师资团队对工作人员进行岗前集中培训，培训后进行考核，考核合格后具备上岗资格。

2. 一般区域（非重点区域）工作人员

（1）由院内培训师资团队对一般区域（非重点区域）的各科室兼职感控医师和兼职感控护士进行集中培训。

（2）由各科室兼职感控医师和兼职感控护士对各自科室进行以点带面的强化培训和监督。

（3）其他人员由各自主管部门负责。

四、特殊区域（重点区域）排班轮休制

（一）组建院内"特殊区域（重点区域）诊疗团队"

1. 医师由医务处选派，以急诊科医师和内科医师为主进行混排，护士由护理部选派，共同组成"特殊区域诊疗团队"进入发热门诊特殊区域工作。

2. 参照第一梯队组成，组建完成第二梯队和第三梯队。

3. 三梯队按照"2W+2W"的方式进行有序轮换，即连续工作两周，院内/院外集中观察休息 1 周，回家观察休息 1 周。

（二）组建国家医疗队（援鄂医疗队）

1. 领队由院领导或医院指定人员承担。

2. 医师由医务处选派，以感染内科、呼吸与危重症医学科、重症医学科医师为主；护士由护理部选派，以感染护理、呼吸护理和重症护理为主，共同组成"国家援鄂医疗队"进入湖北指定疫区工作。

3. 参照第一梯队组成，组建后续梯队。

（三）新型冠状病毒肺炎患者密切接触后医护人员的隔离观察

1. 与新型冠状病毒肺炎患者密切接触的医护人员应当相对隔离，避免到处走动，避免广泛接触。

2. 若出现发热、咳嗽、气短等症状，应当立即隔离，并进行相关检查。排除新型冠状病毒感染后根据不同情况进行治疗和休息。

3. 结束一线工作后，应当做咽拭子检查及血常规检查，有异常者应当接受严格隔离观察，无异常者普通隔离观察。

（四）设置集中休息区

休息区提供相应生活用品、体温计和必要锻炼器材。

特殊时期工作人员隔离休息区内配置标准：公共餐厅，阳光厅，健身房，休息室（客房），服务台，库房，办公室。

公共餐厅配置标准：加热餐车、微波炉、冰柜、一次性餐具、常用调味品、餐桌和餐椅。

公共阳光厅配置标准：沙发、饮水机、存储柜、一次性水杯和自助小食品。

公共健身房配置标准：一般健身设备。

休息室（客房）配置标准：床、被褥、枕头、被服类、床头柜，办公桌，电视，电热水壶，卫生间，洗漱用品，洗护用品，毛巾，拖鞋，温度计。

服务台配置标准：电脑、电话、简单办公用品、温度计及血压计。

客房配置标准：被服类、日常用品类，洗涤类产品及其他用品。

五、心理支持与干预

（一）自己做好七个方面心理防护

1. 坚持在任何情况下，只要有条件即保持常态化生活规律，包括昼夜的作息、合理的饮食和营养结构、充足的睡眠、适量的运动锻炼等。

2. 工作、学习、家务和其他日常任务之余，应注意训练转移注意力和放松。可通过进行个人平日喜欢、带来愉悦和放松感、可以专心致志从事的室内休闲、娱乐活动。但应减少不良应对行为，如烟酒、赌博等。

3. 随时关注官方和机构发布的通知、新闻、信息、知识、指示，但应避免接收太多渠道、杂乱、重复的信息。避免自我强化危机感；避免自我暗示过度不安全感；避免整日被恐慌和抓狂情绪淹没。

4. 学习接纳自己的情绪，包括不批判不责怪自己有焦虑、害怕、恐惧、后悔等情绪，也试着识别自己在以上情绪支配下思考过于局限、言语过于唠叨、要求过于苛刻、抱怨过于强烈等言行举止现象，更要想象和尝试如何忍耐这些情绪，减少这些负性认知和行为。

5. 自我鼓励和肯定，主动回忆和尽可能运用一切既往成功地应对了危机和困难的自己和/或家人、朋友的经验让自己坚定信心。

6. 跟亲朋、好友、信任的同事建立日常的通讯联系，相互寻求和/或提供交流、安慰、支持和彼此的关心。同时警惕不要将自己在压力状况下出现的负面情绪过度转移给他们，即避免向家人朋友同事等发泄强烈情绪，以免造成不良人际关系循环。

7. 做好内心恐惧与保持希望的平衡，了解适度的恐惧能让自己做好充分必要的防护，变坏事为好事；同时坚信自己和身边所有人一道是可以经受住当前的磨难和挑战，相信疫情在不久的将来终会过去。

（二）自己做好六个方面心理监测

1. 是否已经过分无根据地担心自己被感染、担心家人安全与存亡，是否出现反复闯入脑中的回忆、画面或联想。

2. 是否已经完全沉溺于一种或几种负面情绪，如恐惧、愤怒、紧张、不安、生气、怨怼、低落、抑郁、无助、自责、消极、悲观、厌世等。

3. 是否上述现象已经严重影响自己的生活、饮食、起居、家务、体力、脑力、精力等常态，甚至出现严重失眠、持续疲劳、茶饭不思等，而且自我进行的心理防护和调整无法使其缓解。

4. 是否出现明显注意力不能集中、做事不能专注、反应和思考减慢、难以做出日常决策、坐立不安或坐卧不宁、简单事项也容易出差错。

5. 是否出现各种躯体不适或症状，且即使已知不是严重或既往疾病所致，症状仍然持续或此起彼伏，并为此心理负担巨大、对症状过度灾难性想象和推断，难以被自己和可信任的他人说服。

6. 是否以上某一项或全部情况持续存在，自我努力科学调节但无效，影响自身身心状态、人际关系状态和/或工作状态，自我感受和体验痛苦。

（三）通过三种途径接受心理评估

1. 登录院内网：使用职工心理健康测评系统完整和客观地认真回答相关问题，将自我心理评估结果提交后根据系统自动提供的各项量表评分和正常值范围，了解自己心理状况筛查的初步结果或提示。

2. 通过微信公众号等形式接受心理健康评估服务。

3. 拨打院内职工心理热线电话，通过热线由心理医学科医师或心理评估师进行评估。

（四）通过三种方式寻求院内心理支持和援助

1. 拨打院内职工心理热线电话，就评估结果咨询和接受应对指导。

2. 医院规定需重点关注的人群（如需重点关注的一线医护人员），应接受热线值班人员每日、定期的主动电话联系。

3. 将需求报告自己所在部门，部门负责人联系心理医学科负责人协商安排团体心理主题活动（不超过 24 小时）。

（五）为五类人群做的工作

1. 确诊和疑似住院治疗患者，根据需求由主管医师通过视频或电话方式了解既往精神/心理病史；按需要每日追踪患者一般精神状况、言谈举止、情绪反应、行为睡眠等；必要时提供心理医学科自评量表评估；根据情况给予一般支持性疏导、镇静和/或催眠药物治疗的建议和处方；需要时可咨询心理医学科关于进一步治疗建议。情况严重者可请心理医学科会诊。

2. 临床一线医务人员，既可通过院内网由心理医学科提供的自评量表进行自我心理状态和职业状态评估，也可通过院内心理热线的方式接受评估，以及必要的心理支持、心理陪伴、心理援助、心理咨询和应对指导。

3. 轻型患者或隔离人群，根据需求由隔离区主管医务人员通过视频或电话方式了解既往精神/心理病史，对有以上病史者，按需要每日追踪患者一般精神状况、言谈举止、情绪反应、行为、睡眠等，并提供心理医学科自评量表评估；根据情况给予一般支持性疏导；需要时可咨询心理医学科关于进一步治疗、镇静和/或催眠药物治疗的处方建议。情况严重者可请心理医学科会诊协助。

4. 普通公众居家隔离人员，可由属地主管医务人员提供属地可供被隔离者拨打的各种心理支持和援助热线电话号码和/或心理援助公众号等。

5. 以上人群的家属、同事、朋友、管理者、志愿者和公众，应由属地公布具有社会公信力和专业能力的社会咨询机构的心理工作者以热线和/或网络方式给予心理支持、心理咨询、心理援助和心理教育。

（六）心理医学科人员还须做好的其他两件事

1. 根据需要协助了解和公布相应官方机构提供的热线电话和/或公众号；根据需要提供对心理援助热线接线员和咨询人员提供技术指导、方法和工具支持、培训和督导。

2. 心理医学科负责人除工作管理、质控外，还应随时监测和汇报上述工作动态，每日例行检查工作，发现问题及时协调和解决问题。科室负责人根据管理规定和医院要求上报信息和数据。

六、中医药支持与干预

中医药注重整体调理，着眼疾病的同时，强调自身功能的调整，对于调动机体自身的抗病能力具有一定的帮助。

对于无不适症状、希望预防用药者，可以服用中药预防处方。

该方在北京市中医管理局发布的预防中药处方基础上，经中医科专家调整制定（处方：紫苏叶 6g、生黄芪 9g、北沙参 9g、知母 9g、金莲花 5g、连翘 9g、苍术 9g、桔梗 6g），煎制成每袋 150ml，每日 1 次，每次 1 袋。餐后 30 分钟～1 小时服用，服用前加热。

七、返院人员医学观察

为确保患者就医安全和医务人员"零感染"，根据当地政

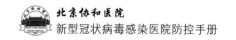

策对返院人员（包括本院正式员工、合同工及外包人员等）进行居家隔离与医学观察。具体安排如下：

（一）所有人员均须每日监测体温，实行"零报告"制度。每日下午7点前将体温监测情况按时报所属支部书记，由支部书记报总支指定的联络人。

（二）居家隔离与医学观察期间，一旦出现发热（体温≥37.3℃），应立即上报总支及医务处，并到医院发热门诊进行筛查，根据筛查结果确定后续治疗和处置。

（三）各总支负责汇总所管辖科室的全部返院人员情况，2020年1月28日起每日规定时间节点前将《春节返回人员体温监测汇总表》反馈至医务处，《春节返院人员体温监测明细表》由各总支留存备查。

八、返院研究生、进修生、科研博士后、科研助理安排（各地根据情况调整）

（一）本科学生和研究生

由医学院统一管理，按照医学院的相关管理规定和政策执行。积极配合医学院做好学生工作。

1. 本科学生。延期开学，学生暂不返校，开学时间另行通知。见实习学生，停止见实习；科研训练学生，落实导师负责制，由导师通过网络一对一负责辅导，布置相关科研工作。

2. 研究生。离院研究生暂不返院，具体返院时间另行通知，已经安排值班研究生请联系科室，以免耽误临床工作，同时落实导师负责制，离院期间由导师一对一辅导布置工作。在院研究生，继续科研训练和临床实践，坚守岗位，并做好防控。

（二）进修生

按国务院放假通知要求的日期前不返院。上班后，回湖北的进修生暂不返院，其他进修生是否返院，请各临床科室根据实际情况自行决定，实行属地化管理。在院医师，坚守临床岗位，做好防护。

（三）临床博士后、本院住院医师、基地住院医师和专培学员

统一按照本院职工的管理规定执行。

（四）科研博士后、科研助理

科研博士后、科研助理（包括但不限于医院聘任、主要研究者使用科研经费自行聘任等）中，科研博士后由导师负责，根据实际情况自行决定，实行属地化管理。考勤报各科室，纳入各科室统一管理。

科研助理由主要研究者负责，根据实际情况自行决定，实行属地化管理。考勤报各科室，纳入各科室统一管理。

（五）返院人员实施医学观察

遵照返院人员医学观察相关规定执行。

（执笔：常 青 焦 洋 袁 达 陈 倩 魏 镜

田国庆 韩 杨 罗林枝 刘继海 盖小荣

审核：吴文铭 潘 慧 徐英春）

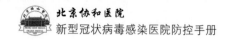
参考资料

1. 新型冠状病毒肺炎诊疗方案（试行第六版）

2. 北京协和医院关于新型冠状病毒肺炎诊疗建议方案（V2.0）（2020）

3. 中华人民共和国传染病防治法（2013修正）

4. 医疗机构管理条例实施细则（2016）

5. 医疗废物管理条例（2011）

6. 医院感染管理办法（2018）

7. 传染病预检分诊管理办法（2018）

8. 医疗机构医疗废物管理办法（2018）

9. 消毒管理办法（2016）

10. 医院感染暴发控制指南（2016）

11. WS/T 311 医院隔离技术规范

12. WS/T 312 医院感染监测规范

13. WS/T 313 医务人员手卫生规范

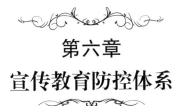

第六章
宣传教育防控体系

为有效防控新型冠状病毒肺炎，共同做好医院感染的监、控、管工作，医院组织全体医务人员进行全员培训，并扎实做好患者和家属健康教育。

一、信息发布流程

（一）医院公告类信息对外发布，需请责任部门报主管院领导审批后方可发布；面向患者的关于疫情的公告，需与官方口径保持一致，并由医务处、门诊部、护理部等多部门会签，审定内容无误后方可发布；敏感信息、容易引起公众恐慌的信息，一律禁止发布。

（二）关于疫情相关的诊疗方案、操作指南、检验标准等内容的发布，需由专家组起草并审核，报院领导审批，报请上级部门审核同意后方可发布。

（三）新闻宣传稿件务必确保信息源的权威性和可靠性。文章涉及专业内容，需请相关专业专家审核把关；人物访谈类文章，需请被采访人审改。文章刊发前，需由宣传处负责人把关，报主管院领导审批后方可发布。

（四）科室和个人通过媒体发布信息需先到宣传处备案，由宣传处根据实际情况，报主管院领导审批后，方可接受采

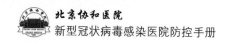
访。未经批准，任何科室和个人不得私自接受媒体采访。

二、医务人员培训

（一）培训对象

从事临床工作的医师、护士、实习生、研究生、进修生及相关工作人员。

（二）培训内容

1. 理论培训

（1）传染病防治法，消毒管理办法，医院感染基本概念。

（2）标准预防和基于传播途径的预防。

（3）新型冠状病毒肺炎早期识别、诊断标准、鉴别诊断及治疗护理。

（4）个人职业防护知识。

（5）突发公共卫生事件应急条例。

（6）医院感染监测方法，预防与控制措施。

（7）医疗废物的正确处理。

（8）隔离病房的区域划分，人流及物流管理。

2. 技能培训

（1）手卫生。

（2）穿脱个人防护装备。

（3）吸氧、监护等操作技能。

3. 心理培训

了解应激反应，学习应对应激和调控情绪的方法，在心理上对应急有所准备，有效寻求资源支持。

（三）培训方法

1. 集中培训：理论授课。

2. 在线自学：观看培训视频，学习相关制度和工作流程。

3. 现场操作培训和演练。

（四）考核

1. 理论考核：试卷考核或者现场提问培训要点。

2. 技能考核：现场考核穿脱防护装备。

三、辅助人员培训

（一）培训对象

相关科室的后勤人员，临床辅助工作人员如护理员、外勤、保洁员、保安等。

（二）培训内容

1. 新型冠状病毒肺炎的疾病相关知识。

2. 个人基本防护知识和技能，如戴口罩、洗手等。

3. 相关工作流程：

（1）后勤人员、保安等：需了解医院感染的概念、感染途径及预防措施。

（2）护理员：应掌握基本消毒隔离知识，包括消毒液正确配制与使用、每日消毒区域和方法等，掌握清洁卫生知识

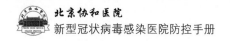
及终末消毒的程序和方法。

（3）保洁员：环境表面清洁与消毒，医用垃圾分类、转运、储存和处理。

（三）考核方法

1. 实地检查：如戴口罩是否符合标准，抽查洗手法等。

2. 现场提问：培训要点，如疾病传播途径及预防等。

四、患者及家属培训

（一）探视制度：严格家属的探视管理。患者发生病情变化时由医护人员与家属联系。

（二）疾病相关宣教知识：

1. 讲解疾病的防治知识，隔离和防护的意义及方法。

2. 指导患者科学地对待疾病，消除恐惧等不良心理。

（三）基本防护知识与居家自我隔离及防护方法：

1. 教会患者正确戴口罩。

2. 指导患者保持良好个人卫生习惯，勤洗澡、勤换衣，室内经常通风，勤打扫卫生环境。

3. 打喷嚏、咳嗽时掩住口鼻，及时洗手，洗手后用清洁的毛巾和纸巾擦干，不要共用毛巾。

4. 避免去人员密集、空气流通差的场所。

附件1：

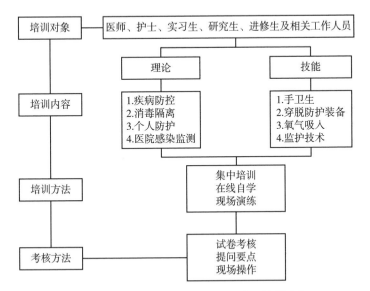

图13 新型冠状病毒肺炎防控医务人员培训流程

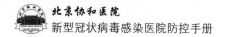

附件2:

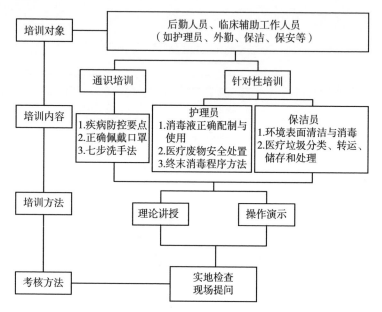

图14　新型冠状病毒肺炎防控辅助人员培训流程

附件3：

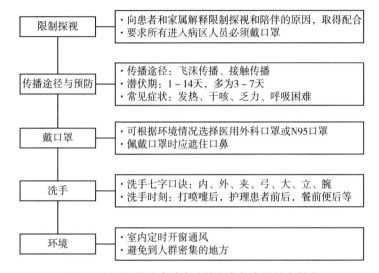

限制探视	·向患者和家属解释限制探视和陪伴的原因，取得配合 ·要求所有进入病区人员必须戴口罩
传播途径与预防	·传播途径：飞沫传播、接触传播 ·潜伏期：1～14天，多为3～7天 ·常见症状：发热、干咳、乏力、呼吸困难
戴口罩	·可根据环境情况选择医用外科口罩或N95口罩 ·佩戴口罩时应遮住口鼻
洗手	·洗手七字口诀：内、外、夹、弓、大、立、腕 ·洗手时刻：打喷嚏后，护理患者前后，餐前便后等
环境	·室内定时开窗通风 ·避免到人群密集的地方

图15　新型冠状病毒肺炎防控患者与家属健康教育

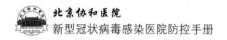

附件4：

去除个人物品，清洁双手、换刷手衣裤、换工作鞋袜

↓

戴一次性帽子（必须盖住耳朵）

↓

戴N95口罩（做密闭性检查）

↓

穿防护服（检查拉锁等部位是否破损）

↓

先穿下身，再穿上身，最后戴帽子

↓

穿2层一次性鞋套，套住防护服裤腿口
（如有防水鞋套，1层普通鞋套，1层防水鞋套穿在外面）

↓

戴护目镜/防护面屏

↓

戴内层手套，戴外层手套（均包裹防护服）

↓

穿隔离衣

↓

入缓冲区（潜在污染区，确认污染区门关闭）

图16　穿防护用品流程

【污染区】
个人防护外层如有可见污染物时清洁擦拭

↓

手消毒1分钟

↓

先脱外层鞋套

↓

手消毒1分钟

↓

摘防护面屏，置于消毒浸泡桶

↓

脱隔离衣

↓

摘外层手套

↓

手消毒1分钟

↓

【缓冲区，潜在污染区】
入缓冲区（潜在污染区，确认清洁区门关闭）

↓

手消毒1分钟
摘护目镜，置于消毒浸泡桶

↓

手消毒1分钟

↓

脱防护服同时脱内层鞋套，置于"污衣桶"
（由上向下，由内向外一起卷）

↓

手消毒1分钟

↓

摘N95口罩
（确保医用垃圾桶盖始终处于盖好状态）

↓

手消毒1分钟

↓

摘无纺布帽子

↓

摘内层手套

↓

七步洗手法洗手
（确保内外侧门未同时开启，再进入清洁区，洗澡后更衣）

图17 脱防护装备步骤

（执笔：吴欣娟　郭　娜　陈明雁）

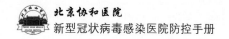

参考资料

国家卫生健康委办公厅关于印发医疗机构内新型冠状病毒感染预防与控制技术指南（第一版）通知（国卫办医函〔2020〕65号）

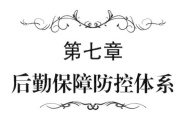

第七章
后勤保障防控体系

一、后勤保障医院感染控制制度

（一）重点区域消毒

1. 急诊（发热门诊）/隔离病房消毒

严格执行污染区和清洁区隔离作业制度。污染区为患者可以到达的区域，如诊室、护士站等；清洁区为患者不可到达的区域，如医护值班室、休息室等。不同区域保洁用具和保洁员不共用，不交叉，颜色区分，所有地巾、抹布各自分开消毒。

所有金属物品如门把手、更衣柜、工作台面、治疗带、墙上开关面板等，采用 75% 乙醇擦拭消毒，每 4 小时 1 次。所有地面、地垫、卫生间尿池、蹲坑、隔板、洗手池等，采用 1000mg/L 含氯消毒剂喷洒并擦拭消毒，每 4 小时 1 次，使用含氯消毒剂作用 30 分钟后，用清水擦拭一遍。

若发现明显可见的患者血渍、体液、呕吐物或痰渍，应立即先用抹布纱布等覆盖污染物防止飞溅，再用 1000mg/L 含氯消毒剂喷洒消毒；污染面过大时，先行覆盖，后可采用 2000mg/L 含氯消毒剂喷洒消毒。

2. 普通公区消毒

对人员经常接触的表面、地面进行周期性擦拭，保持环境表面清洁卫生。桌面、扶手、开关按键、自助机设备等与人体接触面使用75%乙醇进行擦拭消毒，作用30分钟后用干抹布擦拭，以免腐蚀物品表面。地面、台面、卫生间等用500mg/L含氯消毒剂擦拭，作用30分钟后用清水擦拭，去除残留消毒剂。消毒频次每4~6小时1次，每日至少2次。

3. 电梯消毒

轿厢电梯的扶手和按键、扶梯的滚动扶手应用75%乙醇进行擦拭消毒，地面用500mg/L含氯消毒剂进行擦拭消毒并对空气进行喷雾消毒。普通公区电梯每4~6小时1次，每日2次，急诊或污染区电梯每2小时1次。

电梯表面受到污染，如患者血渍、呕吐物、痰液等，应立即先用抹布纱布等覆盖擦拭，再用1000mg/L含氯消毒剂喷洒消毒；污染面过大时，先行覆盖，后可采用2000mg/L含氯消毒剂喷洒消毒。同时对轿厢表面，特别是按键和扶手部位用500mg/L含氯消毒剂或75%乙醇进行擦拭消毒，作用30分钟后，用清水擦拭。

普通轿厢电梯每日不少于15分钟强制通风；急诊区域轿厢电梯每日不少于每次15分钟、每日2次强制通风。

疫情期间，应尽量引导人流采用开放通风的垂直交通，如自动扶梯或楼梯，减少或避免乘坐封闭式轿厢电梯。

4. 洗衣房消毒

洗衣房被服严格执行污染区、洁净区单向物流原则，工作人员在污染区和清洁区穿戴的个人防护用品不交叉使用。

污染区工作人员应遵循"标准预防"的原则，按照《医院隔离技术规范》的要求做好个人防护，穿戴必要的防护用品（工作服、隔离衣、帽子、口罩、手套、防水围裙和胶鞋），按要求进行手卫生。清洁区工作人员应穿工作服、工作鞋，保持手卫生，根据实际需要配戴帽子和一次性手套。

感染性被服应使用专机洗涤。洗涤时污染区工作人员应整包投放，不分拣、不展开，带袋洗涤（黄色医用垃圾袋），洗涤水温80℃，时间20分钟；每次投放后，应立即使用500mg/L含氯消毒剂或75%乙醇，对专机舱门及附近区域进行擦拭消毒。

每日工作结束，采用1000mg/L含氯消毒剂对污染区地面、台面等进行擦拭消毒，对空气进行喷雾消毒；对清洁区的地面、台面、墙面进行日常保洁。

运送污染被服的车辆和运送清洁被服的车辆不交叉使用，分区存放。运送感染性被服后，使用75%乙醇按照"一用一清洗"的原则消毒。

污染区室内机械通风的换气次数宜达到10次/小时，最小新风量不小于2次/小时。

5. 医疗垃圾处理

发热门诊区域疑似和确诊患者产生的废弃物，包括医疗废物和生活垃圾，均按照感染性医疗废物收集处理。采用双层黄色医疗垃圾袋盛装，鹅颈结式封口，分层封扎，并用1000mg/L含氯消毒剂喷洒消毒封口及表面。

分类收集使用后的一次性隔离衣、防护服等物品时严禁挤压。医疗废物达到包装袋或者利器盒的3/4时，应当有效封口，确保封口严密。在盛装医疗废物前，应当进行认真检查，确保其无破损、无渗漏。医疗废物收集桶应为脚踏式并带盖。

医疗废物专用包装袋、利器盒的外表面应当有明显警示标识，标识内容包括：医疗废物产生单位、产生部门、产生日期、类别，并特别标注"新冠医废"。

对于"新冠医废"，建议使用一次性耐压硬质纸箱收集，密封后禁止打开，并就近放置于高危医废暂存点，由专业医废公司外运后直接焚毁。不再用塑料收纳箱转运至院内医疗垃圾暂存处，避免扩大感染区域。

发热门诊清洁区和普通急诊产生的医疗废物按照常规的医疗废物处置。

检验科和感染内科相关新型冠状病毒核酸检测实验室医疗废物为高危废物，应当在产生地点进行化学消毒处理后按照上述感染性废物收集处理。

高危医疗废物暂存处应当有严密的封闭措施，专人专管，防止非工作人员接触。每日运送结束后，使用 1000mg/L 含氯消毒剂对运送工具和地面进行清洁消毒并填写《消毒记录》，使用紫外线灯对空气照射消毒，每日 60 分钟，每日 2 次。

严格执行医疗废物转移联单管理，对外运医疗废物进行登记。登记内容包括医疗废物的来源、种类、重量或者数量、交接时间，最终去向以及经办人双签字，特别注明"新冠医废"，登记资料保存期 3 年。

6. 生活垃圾消毒

做好生活垃圾暂存点和生活垃圾站的每日消毒工作。转运车和地面采用 500mg/L 含氯消毒剂刷洗消毒，墙面用清水冲洗消毒，每日 2 次。

7. 医院餐厅消毒

严格执行烹饪食品的温度和时间标准，需要烧熟煮透的食品，加工制作食品的中心温度应达到70℃以上；同时，疫情防控关键时期，建议暂停冷荤凉菜、蛋糕裱花和生食海产品等品种的供应。做好后厨用具和公用餐具的洗涤消毒工作。

开餐前对售餐台采用500mg/L含氯消毒剂消毒，作用30分钟后清水擦拭并贴膜，闭餐后及时更换餐台贴膜并再次消毒。

开餐前对餐桌台面、地面采用500mg/L含氯消毒剂消毒，作用30分钟后用清水擦拭。发热门诊等重点区域使用专用餐车，每次送餐返回后在餐厅外使用75%乙醇擦拭消毒，作用30分钟后清水擦拭。

送餐人员送餐时必须佩戴医用外科口罩、一次性帽子和手套，送餐完毕后应在餐厅外摘除上述物品。

加强闭餐期间餐厅的通风工作。

疫情期间，为避免就餐高峰人群聚集带来的交叉感染，提倡院内送餐和打包外带。餐厅就餐应实行一人一桌分散就餐，禁止面对面聚集用餐。

8. 宿舍公寓消毒

对宿舍公寓室内外环境卫生定期进行全方位清整，清理卫生死角，杜绝安全隐患。每日对宿舍公寓内扶手、门窗、电梯等使用频率较高区域进行消毒，具体消毒方案参照上述重点区域同类消毒。

妥善处理使用后的口罩等有害垃圾，有条件的可以设立专门的回收装置。对宿舍公寓楼门厅、洗手间、淋浴间等公

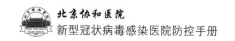

共场所，采用 500mg/L 含氯消毒剂消毒，视人员流通情况每日 1～2 次。

做好宿舍公寓的强制通风。公共区域要求每日 10:00～15:00 小量开窗通风，北方视天气情况或者上午和下午各通风 1 小时。宿舍房间内部要求每日上下午各强制通风 30 分钟以上。

宿舍公寓人员执行进出测量体温制度，发热人员应安排隔离并立即对所住房间进行全面消毒。采用 500mg/L 含氯消毒剂擦拭所有室内家具表面和门窗扶手，然后对室内空气进行喷洒消毒。有条件的宿舍公寓建议配备免洗手消毒液。

9. 地巾/抹布消毒

医院使用后的地巾/抹布要统一回收，放在封闭容器中浸泡消毒 30 分钟后再进行洗涤。普通区域使用的地巾/抹布应用 500mg/L 含氯消毒剂浸泡，污染区域使用的地巾/抹布应用 1000mg/L 含氯消毒剂浸泡，重污染区域使用的地巾/抹布应用 2000mg/L 含氯消毒剂浸泡。院区内地巾应统一送至专区采用专用设备洗涤并烘干，烘干后再进行晾晒后使用。

（二）重点物流运输线路

疫情防控期间，存在大量物流线路的配送，医院应根据实际情况制订相应的医疗垃圾清运路线、生活垃圾清运路线、送餐路线、被服运送路线等，尽量避免路线交叉，加强对污染物运输线路的日常消毒工作，并做到专人专责。

（三）动力运维人员医院感染防控制度

1. 从外地返回人员填写体温监测汇总表（表 5），由湖北

表5　春节返回人员体温监测汇总表

序号	姓名	工号	岗位类别	离开地点	返回日期	是否有可疑暴露史	时间	返院1日	返回2日	返回3日	返回4日	返回5日	返回6日	返回7日	返回8日	返回9日	返回10日	返回11日	返回12日	返回13日	返回14日
							体温（℃）														
							7AM														
							7PM														
							7AM														
							7PM														
							7AM														
							7PM														
							7AM														
							7PM														
							7AM														
							7PM														
							7AM														
							7PM														

注：各党总支，请对春节期间离院人员返院进行登记，早、晚7:00各记录一次体温。一旦出现发热（体温≥37.3℃）症状，立即上报总支及医务处，并到院内发热门诊接受筛查，根据筛查结果确定后续治疗和处置。来院请勿乘坐公共交通工具。

地区或其他疫情较重地区返回人员按照医院统一规定采取隔离措施。

2. 每天上班前、下班后完成动力运维人员体温测量和记录并上报相关区域负责人。

3. 每天上午 8:00 前各分区负责人报告当天在岗人员数量、身体状况等信息。

4. 进入门诊、病房等一般医疗区域进行日常巡检、维修时必须正确佩戴一次性医用外科口罩，在得到医护人员许可后方可开展相应工作。

5. 完成运维工作后必须就地使用流动水和皂液洗手，工具应在科室护士长或护士指导下用 75% 乙醇进行消毒。

6. 若发现体温≥37.3℃、乏力、干咳等感染相关异常情况，应及时报告。每周进行院感专业知识培训和考核。

7. 在发热门诊（含临时 CT 检查区）、病毒检验区等特殊区域进行日常巡检、维修时还应遵守以下规定：

（1）原则上安排固定人员负责相关工作，并使用特定操作工具。

（2）进入上述区域进行任何工作前必须进行专业培训、考核，并经主管负责人书面批准。

（3）严格按照该区域防护要求使用防护用品，严禁直接接触患者。

（4）日常巡检、维修时要避开患者诊疗时间，使用工具应就地按要求清洁消毒后方可拿离病区。

（5）书面记录进出时间、巡检部位、维修部件、使用工具、接触人员等全过程信息。

（四）工程建设人员医院感染防控制度

1. 全体参建人员必须通过院感相关培训和身体状况检查。

2. 工程复工前应取得行政主管部门批准和基建动力处审批。

3. 外地返回人员填写返回人员体温监测汇总表（表4）。由湖北地区或其他疫情较重地区返回人员按照医院统一规定采取隔离措施。

4. 每天上班前、下班后完成参建人员体温测量和记录并上报相关区域负责人。

5. 每天上午 8:00 前各分区负责人报告当天在岗人员数量、身体状况等信息。

6. 无特殊事项，严禁进入医疗相关区域，定期对施工区域进行清洗和消毒。

7. 若发现体温≥37.3℃、乏力、干咳等感染相关异常情况，应及时报告，每周进行医院感染专业知识培训和考核。

二、疫情期间安保管控工作方案

有效阻断疫情传播，对院区各出入口进行管控，做好各相关管控区域的体温检测工作，同时加强医警联动，应对突发事件。

（执笔：唐蔚蔚　任　远　李　兴

李　岩　沈　宁　沈　义）

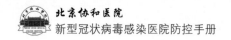

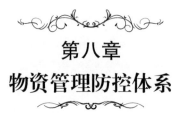

第八章
物资管理防控体系

一、工作原则

按照"统一领导、归口管理、分工协作、协同保障"的工作原则,在医院的统一领导下,整合医院各方面物资资源,实行统一指挥,统一调度。医院各部门按照各自职责,分别负责各自所辖物资的储备、更新和管理。加强协调配合,确保重要物资应急保障体系在突发事件时反应迅速、保障有力。

器材处统筹全院医疗物资的采购、配送、调配。对物资采取分级管理,协同多部门加强对物资有效使用监管,保障重要物资的合理使用。

二、应急物资适用范围

(一)与疫情防控相关的物资。

(二)市场供应不充足的物资。

(三)感控和临床治疗急用的物资。

三、应急物资管理

（一）应急物资采购

详见附件：北京协和医院应急保障物资管理办法。

（二）应急物资验收

应急物资到货后须仔细核对货物的名称、规格型号、数量、效期、质量等。检查货物包装是否整洁、无破损、标识清晰。审核后签字确认。

（三）应急物资的台账管理

应急物资验收后统一保管，并建立应急物资台账。加强管理，防止应急物资被盗用、挪用、流失。

（四）应急物资的供应

1. 供应原则

（1）器材处设立 24 小时专人值班，第一时间应答临床需求。

（2）简化请领、审批流程，方便领用。

（3）根据物资储备情况和突发应急事件的需求将物资分为两个等级，Ⅰ级为重要管控物资（包括 N95 口罩、医用外科口罩、防护服、护目镜、防溅面罩、额温枪），需经医务处批准后，器材处进行核发；Ⅱ级为非以上物资，原则上按需发放。

（4）每日清点剩余物资情况，如遇物品储备不足或出现临床需求量激增，导致物品紧缺，器材处统筹安排采购，及时补货。

（5）所有物资的发放，均需详细登记，每日统计使用情况。

（6）器材处定期监测物资申领情况，发现异常申领，及时和上级主管部门沟通和反馈。

2.申领流程，见图18。

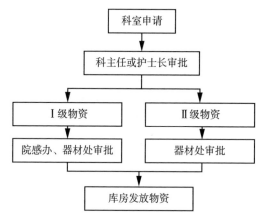

图18　应急物资申领流程

注：Ⅰ级物资线下流程即可申领；Ⅱ级物资线上线下流程均可申领

（五）应急物资的调配

加强对二级库的动态监管、了解库存情况。必要时进行全院物资调配，统筹使用。

（六）社会捐赠物资

医院可接收与疫情防控有关的捐赠物资。所有捐赠物资均需通过基金会捐赠。捐赠物资统一纳入全院应急物资管理，建立台账，物品发放参照以上规定执行。

（七）应急物资鉴定

应急情况下，采购和捐赠的重要应急物资（如防护服、医用口罩等）为非常规采购的规格型号，要加强对物资的鉴定。器材处会同医务处院感办、护理部、临床科室、实验室等多部门共同研究行业标准，对物资的性能、参数进行技术鉴定，并进行物资分级管理，确定物资适用的区域和防护级别。

（八）应急物资使用替代预案

针对紧缺物资，会同医务处等部门，在保障防护得当的前提下，充分评估物资的性能、参数和储备情况，制订应急物资使用替代方案，必要时启动替代方案。

附件：

北京协和医院应急保障物资管理办法

第一条 为规范北京协和医院（以下简称"医院"）疫情防控期间应急保障物资的管理和使用，全力保障医院本部及援鄂医疗队等疫情防控救治工作需要，依照《北京协和医院物资管理办法》等规章制度，制订本办法。

第二条 本办法所指的"应急保障物资"（以下简称"物资"）具体包括医疗物资和医疗设备、生活保障物资等。

第三条 医院物资保障与管理小组负责全院应急物资保障的组织协调工作，遵循"共克时艰，开源节流""统一调度，重点保障"的原则，切实发挥物资作用，全力保障疫情防控救治工作需要。

器材处负责医疗物资的采购与管理。其中Ⅰ级物资的发放需由医务处（院感办）、器材处负责审批；其他物资由相关主管部门负责管理；财务处负责物资的会计核算、货款支付；审计处对物资管理流程规范性监督检查。

第四条 医院器材处、工会和后勤保障处按类别对物资进行管理和发放。其中，器材处负责"医疗物资和医疗设备"的管理和发放；工会和后勤保障处负责"生活保障物资"的管理和发放。

第五条 应急保障物资的申领及发放部门需履行相应手续。领用清单需包括领用物资名称、领用数量等内容，物资使用应遵循厉行节约，严禁浪费的原则。

第六条　紧急情况下，可先行领用物资，事后再按相关流程补齐手续。

第七条　物资的取得分为各类捐赠取得和医院自行采购取得两种方式。

第八条　自行采购的，原则上按医院采购流程办理；紧急情况下，经器材处核心组讨论通过，可先行采购物资，事后再按相关流程补齐手续。

第九条　物资入库原则上执行器材处入库管理规定，入库单据履行双签。

第十条　医院对应急物资进行分类管理，物资出库单据履行双签。

第十一条　物资管理部门应定期对物资的增加、减少、结存进行总结和归纳，形成《应急保障物资收支报表》，方便及时了解物资的使用情况。

第十二条　物资付款由财务处负责。付款时应先汇总形成应付款统计表。应付款统计表经采购员、库房记账员和物资中心主任签字后，由器材处处长审核签字，方能递交财务处审核、结算。

第十三条　因疫情紧急需要加快付款进度的，在审批合格后，可根据物资管理部门要求的付款时间进行付款。

第十四条　本办法自 2020 年 1 月 20 日起实施。

（执笔：向炎珍　周　力　段文利　邱　杰

孙家林　曹　卉　安奇志　周　君　周　欣

张　维　杨顺心　贾尚楠　孙　俊）

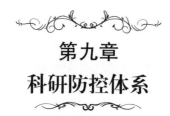

第九章
科研防控体系

一、总体原则

（一）与新型冠状病毒无关的科研活动，按照科研处既往的审批流程办理，并按照相关规定执行。

（二）凡是涉及新型冠状病毒的科研活动，按照新型冠状病毒科研管理流程开展（以下简称"新冠科研管理流程"）。

二、新型冠状病毒科研管理流程

（一）项目研究必须遵从实验室生物安全、医学伦理审查相关管理规定。

（二）项目研究需经科主任审批同意。

（三）项目研究经科主任同意后，报送科研处审批。经审批同意后才能开展。

（四）报送科研处的材料包括但不限于：①项目基本信息表；②研究方案；③伦理审查相关材料如知情同意书等；④科研样本外送审批表；⑤合作单位信息样表；⑥XX 医院 XX 科开展新型冠状病毒相关 XX 研究的实验室风险评估模板；⑦其他需要补充提交的材料等。

（五）根据医院现有条件，可以开展临床科研，如诊疗方案、预后评估等研究；如开展基础与应用基础及临床相关的研究，院内研究仅限于在 P2 实验室条件下的研究；如开展病毒培养、滴定等研究，须在 P3 实验室。在无 P3 实验室的情况下，需要联合其他有专业硬件设备和人员配置的科研院所开展合作。

（六）新型冠状病毒样本管理和外送样本管理，按照国家卫生健康委和北京市卫生健康委相关文件执行。

（七）严禁私自开展研究，一经发现，医院将严肃处理。

（八）严禁私自外送样本，一经发现，医院将严肃处理。

附件1：

表6 新型冠状病毒科研项目基本信息表

<table>
<tr><td rowspan="6">项目基本情况</td><td>项目名称</td><td colspan="4"></td></tr>
<tr><td>研究内容摘要（300字内）</td><td colspan="4"></td></tr>
<tr><td>研究样本涉及</td><td>是</td><td colspan="2">请根据实际情况勾选：
咽拭子、鼻拭子、血液、血清、血浆、痰液、气管吸取液、支气管灌洗液、脑脊液、尿液、粪便、组织、器官
其他：________________</td><td>否</td></tr>
<tr><td>研究样本是否外送</td><td>是</td><td colspan="2">外送单位：</td><td>否</td></tr>
<tr><td>是否有合作单位</td><td>是</td><td colspan="2">单位名称：</td><td>否</td></tr>
<tr><td>科室意见</td><td colspan="4">科主任（签字）</td></tr>
<tr><td rowspan="13">相关责任人</td><td rowspan="5">项目负责人</td><td>姓　名</td><td></td><td>性　别</td><td></td></tr>
<tr><td>职　务</td><td></td><td>职　称</td><td></td></tr>
<tr><td>身份证号码</td><td></td><td>联系电话</td><td></td></tr>
<tr><td>电子邮箱</td><td></td><td>邮政编码</td><td></td></tr>
<tr><td>通信地址</td><td colspan="3"></td></tr>
<tr><td rowspan="4">项目联系人</td><td>姓　名</td><td colspan="3"></td></tr>
<tr><td>电话号码</td><td></td><td>手机号码</td><td></td></tr>
<tr><td>传真号码</td><td colspan="3"></td></tr>
<tr><td>电子邮箱</td><td colspan="3"></td></tr>
<tr><td rowspan="4">院内研究团队人员（可添加）</td><td>姓　名</td><td colspan="3"></td></tr>
<tr><td>身份证号码</td><td colspan="3"></td></tr>
<tr><td>电话号码</td><td></td><td>手机号码</td><td></td></tr>
<tr><td>电子邮箱</td><td colspan="3"></td></tr>
</table>

附件2：

表7 可感染人类的高致病性病原微生物菌 （毒）种或样本运输申请表

申请单位：＿＿＿＿＿＿＿＿＿＿＿＿＿＿＿＿

联 系 人：＿＿＿＿＿＿＿＿＿＿＿＿＿＿＿＿

电　　话：＿＿＿＿＿＿＿＿＿＿＿＿＿＿＿＿

传　　真：＿＿＿＿＿＿＿＿＿＿＿＿＿＿＿＿

电子邮箱：＿＿＿＿＿＿＿＿＿＿＿＿＿＿＿＿

菌（毒）种或样本	名称（中英文）	分类/UN编号	规格及数量			来源
			样品状态	每包装容量	包装数量	
运输目的						
主容器		辅助容器	塑料罐（A类）	填充物		
外包装		制冷剂名称与数量				
拆检注意事项						
运输起止地点	起　点					
	终　点					
运输次数	多　次	运输日期	___年_月_日至___年_月_日			
接收单位	名　称					
	地　址					
	负责人		联系电话			
运输方式	专人专车	运输工作负责人	职务或职称		联系电话	
		运输工作负责人	职务或职称		联系电话	
		运输工作负责人	职务或职称		联系电话	

申请运输单位审查意见：

法人代表：

公　章

年　　月　　日

省（自治区、直辖市）卫生行政部门审核意见：

公　章

年　　月　　日

国家卫生健康委审批意见：

公　章

年　　月　　日

所附资料（请在所提供资料前的□内打"√"）

□ 1. 法人资格证明材料（复印件）

□ 2. 接收单位同意接收的证明文件（原件）

□ 3. 接收单位出具的卫生部颁发《从事高致病性病原微生物实验活动实验室资格证书》（复印件）

□ 4. 接收单位出具的有关政府主管部门核发的从事人间传染的高致病性病原微生物或者疑似高致病性病原微生物实验活动、菌（毒）种保藏、生物制品生产等的批准文件（复印件）

□ 5. 容器或包装材料的批准文号、产品合格证书

□ 6. 其他有关资料

其他需要说明的问题：

附件3：

高致病性病原微生物菌(毒)种
或样本运输容器或包装材料
承诺书

本人确认本次运输高致病性病原微生物菌（毒）种或样本运输容器或包装材料符合以下要求：

1. 高致病性病原微生物在运输过程中要求采取三层包装系统，由内到外分别为主容器、辅助容器和外包装。

2. 高致病性病原微生物菌（毒）种或者样本应正确盛放在主容器内，主容器要求无菌、不透水、防泄漏。主容器可以采用玻璃、金属或塑料等材料，必须采用可靠的防漏封口，如热封、带缘的塞子或金属卷边封口。主容器外面要包裹有足够的样本吸收材料，一旦有泄漏可以将所有样本完全吸收。主容器的表面贴上标签，标明标本类别、编号、名称、样本量等信息。

3. 辅助容器是在主容器之外的结实、防水和防泄漏的第二层容器，它的作用是包装及保护主容器。多个主容器装入一个辅助容器时，必须将它们分别包裹，防止彼此接触，并在多个主容器外面衬以足够的吸收材料。相关文件（例如样品数量表格、危险性申明、信件、样品鉴定资料、发送者和接收者信息）应该放入一个防水的袋中，并贴在辅助容器的

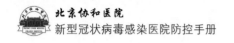

外面。

4. 辅助容器必须用适当的衬垫材料固定在外包装内，在运输过程中使其免受外界影响，如破损、浸水等。

5. 在使用冰、干冰或其他冷冻剂进行冷藏运输时，冷冻剂必须放在辅助容器和外包装之间，内部要有支撑物固定，当冰或干冰消耗以后，仍可以把辅助容器固定在原位置上。如使用冰，外包装必须不透水。如果使用干冰，外包装必须能够排放二氧化碳气体，防止压力增加造成容器破裂。在使用冷冻剂的温度下，主容器和辅助容器必须能保持良好性能，在冷冻剂消耗完以后，仍能承受运输中的温度和压力。

6. 当使用液氮对样品进行冷藏时，必须保证主容器和辅助容器能适应极低的温度。此外，还必须符合其他有关液氮的运输要求。

7. 主容器和辅助容器须在使用制冷剂的温度下，以及在失去制冷后可能出现的温度和压力下保持完好无损。主容器和辅助容器必须在无泄漏的情况下能够承受 95kPa 的内压，并能保证在-40~55℃的温度范围内不被损坏。

8. 外包装是在辅助容器外面的一层保护层，外包装具有足够的强度，并按要求在外表面贴上统一的标识。

9. 运输有专人护送，护送人员不少于两人。护送人员接受了北京市疾控中心组织的感染性物质包装运输的生物安全培训，并在护送过程中具备相应的风险应对措施。

申请单位法人签字：

年　　月　　日

附件4：

表8　样本运输人员名单

姓名	职务或职称	手机号

附件5:

表9 科研用新型冠状病毒肺炎生物样本资源运输备案表

样本类别	总容量	包装数量

注:样品类别可自行增加,按类别分别统计。

样本运出单位(公章):

运送时间:

附件6：

表10 合作单位基本信息表

<table>
<tr><td rowspan="6">项目基本情况</td><td>项目名称</td><td colspan="3"></td></tr>
<tr><td>合作研究内容摘要
（300字内）</td><td colspan="3"></td></tr>
<tr><td>研究样本涉及</td><td>是</td><td>请根据实际情况勾选：
咽拭子、鼻拭子、血液、血清、血浆、痰液、气管吸取液、支气管灌洗液、脑脊液、尿液、粪便、组织、器官
其他：_____</td><td>否</td></tr>
<tr><td>研究样本是否外送</td><td>是</td><td>外送单位：</td><td>否</td></tr>
<tr><td>实验室是否具备P3资质</td><td>是</td><td></td><td>否</td></tr>
<tr><td>是否有研究基础</td><td>有</td><td>文章、奖项、试剂盒、其他：_____</td><td>无</td></tr>
<tr><td rowspan="16">合作单位责任人</td><td rowspan="5">项目负责人</td><td>姓　　名</td><td></td><td>性　　别</td><td></td></tr>
<tr><td>职　　务</td><td></td><td>职　　称</td><td></td></tr>
<tr><td>身份证号码</td><td></td><td>联系电话</td><td></td></tr>
<tr><td>电子邮箱</td><td></td><td>邮政编码</td><td></td></tr>
<tr><td>通信地址</td><td colspan="3"></td></tr>
<tr><td rowspan="4">项目联系人</td><td>姓　　名</td><td colspan="3"></td></tr>
<tr><td>电话号码</td><td></td><td>手机号码</td><td></td></tr>
<tr><td>传真号码</td><td colspan="3"></td></tr>
<tr><td>电子邮箱</td><td colspan="3"></td></tr>
<tr><td rowspan="4">合作单位研究团队人员（可添加）</td><td>姓　　名</td><td colspan="3"></td></tr>
<tr><td>身份证号码</td><td colspan="3"></td></tr>
<tr><td>电话号码</td><td></td><td>手机号码</td><td></td></tr>
<tr><td>电子邮箱</td><td colspan="3"></td></tr>
</table>

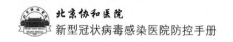

附件7:

北京协和医院XX科
开展新型冠状病毒相关XX研究的
实验室风险评估模板

一、病原体基本特性

（一）相关政策规定

1.疾病及病原体分类

（1）病原体介绍。

（2）国家有关规定。

（3）病原体运输要求。

2.实验室及实验活动（操作）分级

国务院《病原微生物实验室生物安全管理条例》〔2004〕第十八条：国家根据实验室对病原微生物的生物安全防护水平，并依照实验室生物安全国家标准的规定，将实验室分为一级、二级、三级、四级。

按照国家卫生健康委相关规定：

（1）对XX临床标本进行的诊断性实验工作，在BSL-2（二级）实验室内进行。所有样本操作均应在生物安全柜内进行，遵循生物安全三级个人防护。

（2）对XX临床标本进行的病毒分离培养工作，应在BSL-3（三级）实验室内进行，并遵循生物安全三级个人防护。

生物安全三级个人防护：要求实验室工作人员在进行实验室操作时，需要穿戴呼吸防护装备（合格的 N95 口罩）、鞋套、前封式手术服、眼部防护装置（护目镜或面罩）、双层手套等。

相关实验室须储备充足的个人防护用品、实验室消毒用品和适量的防护和治疗药物（如扎纳米韦或奥赛他韦）。实验活动相关废物处理须严格按照我国生物安全管理法律法规进行。

（二）病原体生物学特性

1. 分类与起源，如 XX 病毒属于 XX 科，XX 病毒属，病原体简介_____。

2. 形态特征，典型病毒颗粒呈_____。

3. 培养特性，_____。

4. 遗传学与免疫学特性，_____。

5. 变异性，_____。

6. 毒力，_____。

7. 种（型）鉴别特征，_____。

（三）环境中的稳定性及对理化因子的敏感性

XX 病毒在_____℃保存____周而病毒的感染性_____，对高温比较_____，____℃加热____分钟即丧失活性。病毒对乙醇、碘伏、碘酊____，常用消毒剂_____。对紫外线_____。

（四）自然宿主和人群易感性

人类对 XX 病毒普遍易感，患者和无症状感染者为主要传染源，_____。

（五）感染及传播途径

1. 自然途径

病毒主要通过_____传播，也可通过_____传播。接触患者的呼吸道分泌物、_____亦可能造成传播。

2. 非自然途径

医护人员及实验室人员在从事涉及 XX 病毒相关样本采集、运送、检测、保存或销毁等实验活动中，因操作不当或意外事故均可增加获得性感染的机会。例如，在实验操作中吸入气溶胶造成呼吸道感染等。

（六）致病性

1. 致病机制

XX 病毒通过宿主细胞上的特异性受体致病，并造成人群普遍易感。

2. 临床表现

潜伏期一般为____天。临床表现_____。

3. 预后

患者多在_____恢复，_____报道。

（七）实验动物研究、实验室感染或医院感染信息

XX 病毒的有关科研工作、大规模病毒培养以及动物实验等实验活动，应按规定在经国家批准的生物安全三级实验室中进行。迄今为止，未见有实验室获得性感染的报道。

XX 病毒是医院感染的重要病原体，各级卫生行政管理部门、卫生监督机构应依据《中华人民共和国传染病防治法》、原卫生部《医疗机构传染病预检分诊管理办法》等有关法律法规，加强监督检查，强化医疗机构分诊及医院感染控制工

作，完善院内消毒隔离和防护措施，防止院内交叉感染。

（八）重组DNA操作和可能扩大的宿主范围

目前报道，＿＿＿＿＿＿＿。

（九）诊断、治疗与防控

1. 诊断

＿＿＿＿＿诊疗方案＿＿＿＿＿临床上＿＿＿＿＿＿＿＿＿是治疗的关键。

（1）疑似病例

符合下列情况之一即可诊断为疑似病例：

1）＿＿＿＿＿＿＿＿＿＿＿＿＿＿＿＿＿＿＿。

2）＿＿＿＿＿＿＿＿＿＿＿＿＿＿＿＿＿＿＿。

3）＿＿＿＿＿＿＿＿＿＿＿＿＿＿＿＿＿＿＿。

（2）确诊病例

1）＿＿＿＿＿＿＿＿＿＿＿＿＿＿＿＿＿＿＿。

2）＿＿＿＿＿＿＿＿＿＿＿＿＿＿＿＿＿＿＿。

3）＿＿＿＿＿＿＿＿＿＿＿＿＿＿＿＿＿＿＿。

2. 治疗

3. 防控

（十）流行趋势

流行情况＿＿＿＿＿＿＿＿＿＿＿＿＿＿＿＿＿＿＿。

二、风险识别与评估

1. 生物安全风险点分析

是否有生物安全柜；操作是否在安全柜内或在符合二级生物安全实验室进行；人员是否做到三级防护等。

2. 逐项评估风险

三、风险评估应对措施

逐项对应措施_____。

四、评估应对措施后残余风险

残余风险_____。

五、风险评估结论

经评估，风险可控，可用于上述科研实验活动的开展。

（执笔：黄　辉　韩　扬　审核：吴文铭）

参考资料

1. 国家卫生健康委办公厅关于医疗机构开展新型冠状病毒核酸检测有关要求的通知（国卫办医函〔2020〕53号）

2. 国家卫生健康委办公厅关于印发新型冠状病毒实验室生物安全指南（第二版）的通知（国卫办科教函〔2020〕70号）

3. 国家卫生健康委办公厅关于印发新型冠状病毒感染的肺炎防控中常见医用防护用品使用范围指引（试行）的通知（国卫办医函〔2020〕75号）

4. 可感染人类的高致病性病原微生物菌（毒）中或样本运输管理规定（中华人民共和国卫生部令〔2005〕45号）

5. 北京协和医院实验室生物安全手册（2016）

6. 北京协和医院实验室生物安全委员会职责（2016）

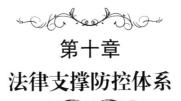

第十章
法律支撑防控体系

2020年1月20日，国家卫生健康委发布1号公告，将新型冠状病毒肺炎纳入《中华人民共和国传染病防治法》规定的乙类传染病，并采取甲类传染病的预防、控制措施，并将其纳入《国境卫生检疫法》规定的检疫传染病管理。

按照《中华人民共和国传染病防治法》《中华人民共和国执业医师法》《突发公共卫生事件应急条例》《关于加强传染病防治人员安全防护的意见》《医疗废物管理条例》等相关法律，并参照2003年SARS时相关规定，医疗机构及传染病病人、疑似传染病病人有如下法律义务。

一、医疗机构义务

（一）医疗机构有上报疫情信息的义务。

医疗机构发现传染病疫情应及时向相关部门上报，遵循早发现、早报告、早隔离、早诊断、早治疗、早控制原则。

医疗机构收治传染病病人、疑似传染病病人，应当依法报告所在地的疾病预防控制机构并按照卫生行政部门规定的内容、程序、方式和时限报告。

（二）医疗机构有收治传染病病人、疑似传染病病人的义务；同时有保障其他病人就医权利的义务。

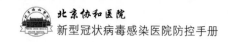

防控疫情过程中，医疗机构有义务收治传染病病人、疑似传染病病人，不得拒收病人。

医疗机构应当实行传染病预检、分诊制度，同时应尽量分流其他病人，引导病人合理就医，分级诊疗，保证日常诊疗活动的开展，维护其他病人就医的合法利益。

（三）医疗机构有防止院内交叉感染的义务及防止传染病扩散的义务。

防控疫情过程中，医疗卫生机构内应当采取卫生防护措施，防止交叉感染和污染。

医疗机构要完善医院感染管理规范和标准，重点加强医疗机构预检分诊和发热门诊、肠道门诊工作，落实医院感染监测、消毒隔离和医务人员手卫生、职业防护及职业暴露后干预等关键防控措施，有效降低医务人员在病例调查、传染源和密切接触者追踪运送、环境危险因素调查和疫源地消毒等现场工作中的感染风险。

（四）医疗机构有及时转诊的义务。

医疗防控疫情过程中，政府设立传染病收治定点医院的，医疗机构应及时转诊。

政府尚未指定定点医疗机构前，医疗机构应在院内设立专门的病房及隔离区域，对传染病病人、疑似传染病病人提供医疗救护、现场救援和接诊治疗，书写病历记录以及其他有关资料，并妥善保管。对需要转送的病人，应当按照规定将病人及其病历记录的复印件转送至接诊的或者指定的医疗机构。

（五）医疗机构有保障医务人员的职业安全的义务。

医疗机构应保障医务人员的职业安全，保证医疗器械、药品、防护用具的充足，并提供符合生物安全标准的防护装备，配置必要的现场调查处置设备设施，做好医务人员的安全防护工作。

医疗机构应当合理调配人力资源和班次安排，避免医务人员过度劳累，提供营养膳食，增强医务人员免疫力。针对岗位特点和风险评估结果，开展主动健康监测，包括体温和呼吸系统症状等。采取多种措施，保障医务人员健康，为病人提供医疗服务。

（六）医疗机构有对医务人员进行传染病防控专业培训的义务。

医疗机构应当对参加突发事件应急处理的医务人员进行传染病防治专业培训。医务人员应当接受培训，按规定采取卫生防护措施，并在专业人员的指导下进行工作。

（七）发生紧急情况时，医疗机构有服从国家统一安排的义务。

在遇有自然灾害、传染病流行、突发重大伤亡事故及其他严重威胁人民生命健康的紧急情况时，医疗机构及医务人员应当服从县级以上人民政府卫生行政部门的调遣，积极参与医疗救援工作。

（八）医疗机构有规范处置医疗废物及感染新型冠状病毒尸体的义务。

疫情过程中，应严格按照国家法律及国家卫生健康委办公厅、民政部办公厅、公安部办公厅2020年2月1日联合发布的《新型冠状病毒感染的肺炎患者遗体处置工作指引》（试

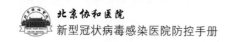

行）妥善处理尸体及医疗废物。

为了查找传染病病因，医疗机构在必要时可以按照国务院卫生行政部门的规定，对传染病病人尸体或者疑似传染病病人尸体进行解剖查验，并应当告知死者家属。

禁止任何单位和个人非法转让、买卖医疗废物。

（九）医疗机构有重视患者隐私权保护的义务。

在疫情救助过程中，应重视病人隐私权的保护，不能随意公布病人名字、住址等个人相关信息。非新型冠状病毒肺炎防控目的泄露病人隐私违法。如个人出于猎奇，私下传播或者公开他人的私人生活信息，属于侵犯他人隐私权的违法行为，应当承担相应法律责任。

二、医疗机构权利

（一）医疗机构有为传染病防控开展医疗活动，采取医疗措施的权利。

医疗机构有权为预防、控制、消除传染病危害依法对传染病病人、疑似传染病病人采取临床调查、检验、采集样本、诊断、隔离治疗、医学观察等医疗措施的权利。

医疗机构的医务人员应严格按照国家卫生健康委颁布的《新型冠状病毒肺炎防控方案》《新型冠状病毒肺炎诊疗方案》中诊断标准、诊疗流程以及出入院等规定执行。

医疗机构发现以下情况时，应当及时采取下列措施：

1. 对病人、病原携带者，予以隔离治疗，隔离期限根据医学检查结果确定。

2.对疑似病人，确诊前在指定场所单独隔离治疗。

3.对医疗机构内的病人，病原携带者、疑似病人的密切接触者，在指定场所进行医学观察和采取必要的预防措施。

传染病病人、疑似传染病病人拒绝隔离治疗或者隔离期未满擅自脱离隔离治疗的，可以由公安机关协助医疗机构采取强制隔离治疗措施。

（二）医疗机构有依法报告传染病病人、疑似传染病病人个人信息的权利。

个人隐私权受法律保护，但在传染病防控中涉及公众健康和公共安全时，应当让渡公共利益。传染病病人或者疑似传染病病人不能以隐私权为由，拒绝相关的流行病学调查和诊断治疗。隐瞒病情、隐瞒症状，导致传染病扩散的，可以构成犯罪。对于与感染者有关系处于健康危险地位的第三人，除感染者本人有告知义务外，疾控部门亦有义务告知该第三人，以便第三人采取合理的防治措施，配合医学观察甚至隔离的进行。

三、传染病病人、疑似传染病病人的义务

（一）传染病病人、疑似传染病病人，在治愈前或者在排除传染病嫌疑前，不得从事法律、行政法规和国务院卫生行政部门规定禁止从事的易使该传染病扩散的工作。

（二）在中华人民共和国领域内的一切单位和个人，必须接受和配合疾病预防控制机构、医疗机构为预防、控制、消除传染病危害依法采取的调查、检验、采集样本、隔离治疗、

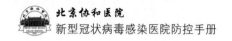

医学观察等预防、控制措施。

医疗卫生机构对传染病病人密切接触者采取医学观察措施时，传染病病人密切接触者应当予以配合。

（三）患者应如实提供病情、病史等有关情况，配合治疗、隔离、转院等的义务。

（四）患者隐瞒疫区旅行史和接触史，逃避隔离或者发热门诊就诊、专科收治，拒不配合治疗、隔离、转院等，造成传染病传播，给他人人身、财产造成损害的，应依法承担民事法律责任。

患者故意撕扯医务人员口罩、防护服等行为的，依法承担刑事法律责任。

患者拒绝隔离治疗或者隔离期未满擅自脱离隔离治疗的，可以由公安机关协助医疗机构采取强制隔离治疗措施。

（执笔：彭　华　郑雪倩）